病んだ家族、散乱した室内

援助者にとっての不全感と困惑について

シリーズ ケアをひらく

春日武彦

医学書院

はじめに

わたしは民宿が苦手である。嫌《いや》なのである。

たいがいの民宿はご飯の炊き方がやわらかすぎて「にちゃにちゃ」と気持ちが悪いとか、海老や蟹に対する恐怖症があるので料理を全部食べられない場合が多いとか、風呂がいまひとつ寛げないとか、見知らぬ人物とすぐに鉢合わせすることになるのが面倒だとか、数え上げればいろいろ原因はあるのだが、とにかく他人の家庭に入り込んでいるようなその生々しさがわたしには耐えがたい。妙に生活感が伝わってきたり、人情味とやらをひけらかされたり、自分自身の主義主張がたんなる「わがまま」としか解釈されなかったりするあの違和感に、うんざりさせられる。なぜわざわざ金を払ってまでしてこんな目に遇わなければならないのかと、情けなくなる。

ただしこんな感じ方をするほうが、世の中では少数派なのであろう。ましてや人の心を扱うような職にある者がこんな発言をするというだけで、普段の仕事ぶりに対する不信感を読者から表明されてしまうかもしれない。

精神病の人や痴呆老人が暮らしている家を訪問することがしばしばあって、少なからぬ確率でその家は途方もなく散らかっていたり、ゴミ屋敷状態であったり、幻覚や妄想にもとづく得体の知れない工夫（たとえば壁や窓がびっしりとアルミ箔で覆ってあるとか、テレビのスクリーンに自筆の御札のようなものが貼ってありリモコンはなぜか新聞紙で丁寧に包んであるとか）がしてあったり、おそろしく不潔であったりする。家族のほうも一筋縄ではいかず、常識からは判断のつきがたい思考法をしていたり、呆れ返るような要求を突きつけたりする。室内にあたかも妄想が濃縮されているかのような重苦しい雰囲気を体感せずにはいられないことも珍しくない。

ところが、わたしはこういった家であっても中へ入っていくことには躊躇《ちゅうちょ》しない。皮膚病だらけの飼い猫がすり寄ってきても、ちゃんと頭をなでる。垢だらけの相手であっても、平気で手を握ったりなれなれしい態度を示すことができる。訪問自体を楽しい体験と感じられる。自分でもときおり不可解な気持ちになるが、民宿に泊まったときとは感情モードがまったく切り替わっているのである。

基本的に家庭とか家族とかは欺瞞と錯覚に満ちた「グロテスクなもの」であるといった考えを、かなり幼いころから抱いている。それがために、民宿のように中途半端に家庭的なものにはある種の気おくれを覚えてしまうようなのである。他人の家庭の生ぬるさは、気色が悪い。が、精神を病んだ人たちの家庭を訪問したり家族と会ったりするとなると、これは最初から仕事であり自分の使命であると割り切っているから、誤解を恐れずに言うならば「好奇心」や職業上の関心が前景に出てくる。けっきょく、家庭的なるものをグロテスクだなどと言いながら、それに惹かれてやまない部分が自分にはあるらしい。

こんなことを述べているのは、本書を綴りつつ「いったいどうしてわたしは、人の心の優しさや悲しさといった側面よりも、どうしようもない依怙地さやグロテスクさといった歪んだ側面ばかりに注目したがるのだろう」と訝らずにはいられなかったからである。世の中に対する斜《しゃ》に構えた姿勢やアンビバレントな感情が、おそらく仕事においても不健全で愉快ならざるものへの興味として表出されているということなのだろうか。

そして一途で純真な援助者たちが、病んだ人たちやその家族に対してさまざまなかたちで失望させられたり鼻白んだり困惑している姿を見かけると、わたしは善意や誠意だけでは通用しないシチュエーションに戸惑っているかれらに対して、深い共感とともに意地悪な喜びをも覚えてしまう。だって、そう簡単に事が運ぶわけがないじゃないか。屈折したりシニカルでなければ見えてこない事象があり、またそれがために安直な感傷などに引きずられずに適切な方策を立てられることもあるのだ——そう思ってやっと自分にいくばくかの価値を認めることが可能となるのである。

本書では、イメージとしてどのように適切に疾患や問題事項を理解をすべきか、偽善ではない本音の援助を推進するにはどのような「覚悟」とテクニックとを必要とするのか、すべてがハッピーエンドに終わるわけではないのだからいかに自分の心と目の前の事態とのすり合わせを行い、無意味な罪悪感や無力感に囚われないようにすべきか、そういった本当の意味で「援助者に役立つ本」であることを目指した。空疎な建前論や偽善めいた原則論などは一切排し、曖昧さを避け、腑に落ちる発想や納得のいく考え方を示すべく心掛けた。ときにはあえて思い切った言い方をしている箇所もある。ただしそれはけっして奇をてらったものではなく、むしろ問題提起と捉えていただきたい。

この本によって多少なりとも援助に応用できるものが読者へ伝われば、わたしとしては「素直に」うれしい。願わくは、固めに炊いたご飯のように歯応えがあったと実感していただければ、これに勝る喜びはない。

病んだ家族、散乱した室内——援助者にとっての不全感と困惑について｜目次

III 精神病を理解する◆実用篇 107
援助者が味わう不安と疑問について

IV 意外な成り行き、望外の展開 187
援助者にとっての「幸運」とはなにか

解答篇 212

I

「家」という異界

——援助者が家庭に足を踏み入れるとき

一一年前のカレンダー

◉白骨化した遺体

平成一二年三月一三日、東京都立川市にある木造アパート「福寿荘」一階二号室で、この部屋に住んでいた昭和元年生まれの独身男性の遺体が見つかった。詳細が同年三月一四日付の『朝日新聞』朝刊に、三面記事として掲載されている。

たんにアパートで遺体が見つかっただけなら、ことさら新聞に報道されなければならないほどの珍しい話ではない。窓やドアには内側から鍵がかかり、室内には預金通帳が残され、また本人がはいていたジャージのポケットには現金一〇万円が入っていたという。外傷もなく、他殺の可能性はなかった。病気による自然死と思われた。

しかしこの男性は、すでに死後一〇年近くが経過していると推定された。六畳一間の中央に敷かれた布団へ仰向けに横たわっていた遺体は、白骨化していたのである。

「福寿荘」は立川市の中心部に近い住宅密集地にあった。そんなにぎやかな場所で、人知れず息をひきとり、そのまま白骨化してしまうまで誰にも気づかれなかったのである。もともと人づきあいがなく、訪ねてきてくれる人などいなかったらしい。だがそれにしても、白骨となってしまうまでには、異臭が室外へと漂って誰かが不審に思いそうなものではないか。大家が家賃の催促にきたり、隣人が様子をうかがったり、電気代や水道代の滞納で係員が訪問してくることはなかったのか。

じつは、木造アパート「福寿荘」は老朽化のためかなり以前に閉鎖が決まり、一〇年前に住人全員が立ち退いたことになっていた。発見された男性の室内には、平成元年一二月のカレンダーがかかり、同じ年の失業保険証が残っていた。したがって、おそらく男性は居住者がひとり残らず退去したと確認された直後にアパートへ舞い戻り、ほどなく死亡した可能性が高い。市役所は、居住実態がないとの判断から平成六年一一月末日で住民票を抹消していた。

長いあいだ空き家のまま荒れ果てていた「福寿荘」が、二〇世紀最後の年にとうとう取り壊されることになり、そこでついに放置されていた遺体が発見されるに至ったというわけである。

◉なぜ我々は無関心でいられないのか

新聞の見出しには「都会の死角」「老いの孤独」といった文字が踊っていた。いくつかの偶然が重なったとはいえ、年配の失業男性が都会の片隅でひっそりと亡くなり、白骨となるまで見捨てられることになってしまったという経緯は、胸が痛むと同時に、この世に棲むことが往々にして荒涼とした世界を彷徨することを意味しているように思われ、我々はある種の衝撃を覚えずにいられない。

わたしは福祉や行政に不手際はなかったのか、などと事態を糾弾しようと思っているわけではない。誰それが悪い、といった単純な話ではあるまい。そんなことよりも、病んだ人びとを援助すべくかれらの家を訪れるという役目を担った我々にとって、こうした事件にはけっして無関心ではいられないであろうことを、ひとまず確認しておきたいのである。

我々はあちこちの家へと仕事のために訪問を繰り返すうちに、ときには「ひょっとしたら、死んでしまっているのではないか?」と不安の高まる場面に遭遇する。嫌な予感を覚えつつ緊張してドアを開けるときの気分は、今ここに紹介した新聞記事から受けるインパクトと少なからず重なっていることだろう。まさか訪問相手が白骨化しているはずはないだろうけれども、そのような不気味さは瑣末的なことである。けっきょくは「福寿荘」の室内にかかっていた一一年前のカレンダーに、我々は胸を衝かれるのではないか。なぜなら、その色褪せたカレンダーはさまざまな意味において「援助の無力さ」を象徴しているに違いないからである。

大家も仰天

◉「この部屋が物語る人間性」とは

新聞記事を、もうひとつ紹介しておこう。こちらはタブロイド版の『夕刊フジ』平成一二年二月九日号に掲載されていた、いささか興味本位な記事である。ただし見出しが「この部屋が物語る人間性」となっていたのが、わたしに注意を促したのである。

事件は、三六歳になる元私立女子高校の男性教諭（国語担当）が、学年担任をしていた当時に生徒と親密な関係となり、その後、交際時に撮った淫らな写真とビデオテープとで彼女を恐喝したため逮捕されたという、まことに愚かしいものである。

新聞社はこの事件について取材を進め、容疑者である独身教諭のワンルームアパートの内部が、常軌を逸するほどに乱雑をきわめていたことを知る。記事の一部をここに引用してみよう。

逮捕の前、捜査員に頼まれて、I容疑者宅のカギを開けた大家夫婦は、わが目をうたぐった。「玄関には、ごみが腰の高さまで山積みになっていて、奥までずっと続いていた。それを乗り越えなければ中に入れない。ふろやトイレの扉はどうやって開けていたのでしょう。人の骨でも埋まってそうな雰囲気でした」

部屋全体が巨大なごみ捨て場のような状態で、ペットボトルやショルダーバッグ、ソファ……など、おびただしい生活用品が乱雑に積み上げてあった。天井につるされている蛍光灯のかさもずり落ちたままだ。

大家は容疑者について、「いつもルーズな身なりで、とても高校の先生には見えなかった。部屋の南側の窓は締め切ったまま。洗濯物が干してあったことなんか一度もない。警察がきたときは、麻薬でもやっていたのかと思った」とも語っていたという。

記事にはごていねいにカラーによる室内の写真まで添えてあり、なるほど「足の踏み場もない」といったゴミ捨て場状態で、こんな部屋に帰ってきてもとうてい心が安らぐことなどなかろうと実感されるのであった。新聞記者もこの乱雑さ加減に呆れ果て、それを容疑者の非常識でおぞましい行為と結びつけて事件を理解しようとしたのであろう。だから見出しに「この部屋が物語る人間性」といった文学的な表現が用いられたに違いない。

●家の中と心の中

この記事を読みながら、わたしには二つのことが頭に浮かんだ。

ひとつは、実際に家を訪ねて援助業務に携わっている者にとって、こんな散らかり放題の室内などことさら珍しくもなんともない、という事実である。それどころか、吐き気を催すような悪臭に悩まされたり、得体の知れぬべたべたした粘液だとか埃や塵で服を汚されたり、ダニやノミでひどい目に遇わされるといった苦労も稀ではない。にもかかわらず、新聞記者にとってⅠ容疑者の室内の乱雑さ加減は、カラー写真つきで報道せずにはいられないほどにレアで衝撃的な経験だったわけである。

こうしたギャップから、我々の苦労や努力はおそらく世間一般の人たちには容易に理解されないであろうことが推測される。現場を知らぬ者たちにとって、少なからず我々の仕事は軽く評価されているであろうことを、わたしは溜め息まじりに想像してみずにはいられなかったのである。

もうひとつは、家の中の様子とそこの住人の精神構造とを関連づけるといった発想についてである。きちんと整頓された部屋からは、なるほど几帳面な性格をうかがうことができそうだし、取り散らかされた部屋からはルーズな人柄を予想したくなる。かつて幼女連続殺人の宮崎勤が逮捕されたときには、彼の室内にあふれかえったビデオとマンガのコレクションがそのまま彼の自閉的で非現実的な精神の内界をそっくりそのまま具現しているように思われ、多くの人たちを驚かせたものであった。

分裂病の患者、ひきこもりの少年、痴呆老人、人格障害の青年――かれらの室内を目にすると、いかにもそれぞれの精神病理を反映した様相を呈していることが多い。となれば、種々様々な人たちの家を訪ね、そこで部屋の光景とその住人の心のありようの双方を観察する機会に恵まれている我々は、考えようによってはまことに貴重な体験を与えられているのである。汚い家、気味の悪い家、得体の知れぬ家。そういった家々を訪問し、しかもその住人とかなり密接にコミュニケーションを図れるといった立場は、世間一般においては求めたくともそう簡単に求められる性質のものではないのである。

我々を支えてくれるもの

◉「信念」が裏目に出ている援助者たち

省みるに、わたしはこれまで関わってきた訪問援助において、そこにともなう苦労を差し引いてもなお余るほどのプラスの体験をしてきたと思っている。そのプラス部分とは、ひらたくいえば「好奇心」の満足にほかならない。好奇心などといった言葉を持ち出すと、不謹慎であると眉をひそめる読者もいるかもしれない。それでもなお、わたしはあえて好奇心と言いたい。

好奇心と面白半分とは違う。そもそも我々はなぜ訪問援助の仕事へ手を染めることになったのか。相応の動機があったはずである。

困った人を助けたい、苦しんだり不幸にあえぐ人たちを世の中からなくしたい、そのような自然で誠実な感情の発露が、多かれ少なかれ基本としてあることだろう。そしてそういった感情をもつに至った理由がけっして教育や躾けのたまものではなく、むしろ個人的な体験に根ざしていることのほうが普通ではないだろうか。はっきりと意識しているか否かはともかくとして、ある種の切実な思いや信念を胸に秘めていることによって、労力の面からも金銭の面からもこれほど割に合わない仕事を真摯につづけていくことが可能となってくる――そんな経緯を無視するわけにはいくまい。

なぜ経緯のことなどについて述べているかというと、わたしが訪問援助の業務に携わっていろいろな職員の人たちとやりとりを重ねるにしたがって、ときおり、右に述べたような「切実な思い」や「信念」が裏目に出ているように見受けられる人たちと出会うからなのである。

すなわち、自分の過去における恨み事や無念さをバネに仕事をしているうち、もはや自身を駆り立てている個人的な動機と現実に向き合っているケースとが融合してしまい、それがために目の前の仕事へ過剰にのめり込み、相手を自分の思いどおりにコントロールすることばかりに腐心してしまったり、冷静な判断ができなくなってしまう人を見かける。あるいは逆に、自分や自分の家族が体験した苦しみや不幸と比較することによって、「こんな程度のつらさで助けてもらおうなんて、甘い！」とばかりに、過剰に厳しい態度で望んでしまう人もいる。どちらも、痛切な必然性によって仕事を選んだにもかかわらず、結果としては残酷とも映る振る舞いをしてしまっている。

人間というものはなかなか自分の言動を客観的に眺められない、そんな宿命を負っているのである。ましてやその言動に個人的な必然性が加われば、なおさらである。だからこそ、仕事に一途になり、脇目もふらず懸命に取り組むことが必ずしも「善」とはなり得ないことを肝に命じておくべきだろう。

換言すれば、我々の仕事には心の余裕が必要であり、あまりに悲壮な気持に囚われたり、使命感に燃えすぎてしまうと、かえって押しつけがましいことしかできなくなってしまう。

世の中の誰もが、同じように援助や共感を求めているとは限らない。孤独を尊ぶ人もいれば、独りぼっちでいることを苦痛と感ずる人もいる。生活保護とは負け犬の象徴にほかならず、だからそんなものをもらうくらいなら死んだほうがマシと思う人もいれば、嘘や誤魔化しをしてでも生保金をせしめようとする人もいる。介護してもらうことを人情といった文脈でとらえる人もいれば、介護者をたんなる家政婦や使用人と同一視して見下さずにはいられない人もいる。助言や忠告に耳を貸せないばかりか、他人を不快にさせることでしか、生きている実感を覚えられない人すらいる。

我々が出会う人たちの半分は、我々をがっかりさせたり熱意に水を注してくるのである。

●好奇心が距離をつくる

なんだか裏切られたような気分にさせられることがしばしばで、しかしそれでも仕事をこなせたのはなぜだったかを自分に問いただしてみれば、そこには好奇心があったことにわたしは気づく。

途方もなく荒れ果てた室内や異様なたたずまい、自分の価値観からすればその実在すらが驚異に値するほどエキセントリックな性格の人物、首を傾げずにはいられないような独自の論理に従って奇妙な生活様式に固執する人。そうした事物や人間との出会いに仰天することもあるだろう。通信販売のカタログで見かけたことのある健康器具や、自宅で使っているのと同じ柄の食器を偶然にも訪問先で目に留め、不思議な仲間意識や親しみを感じることもあるだろう。日々のそうした体験を素直に受け止め、新鮮さを感じ取ることで自分の世界が広がっていく手ごたえを覚える——そんな指向をもって「好奇心」とわたしは呼びたいのである。

そして好奇心には、ある程度の距離をおいて対象を眺める姿勢が含まれている。なるほど好奇心といった言葉には、相手を笑い物にしたり弱点を暴き出したがる心性や、デリカシーの欠如といったニュアンスがともなうかもしれないけれど、必ずしもそうしたネガティブな要素ばかりではあるまい。あえてネガティブな側面を自覚する限りにおいて、好奇心を持ちつづけて仕事に臨むことは不謹慎でないばかりか、我々の目を見開かせてくれ、心に瑞々《みずみず》しさを与えてくれ、苦しい仕事を支えてくれる大きな柱となり得るように思われるのである。

家や部屋が意味するもの

◉セールスマンか、押し売りか

わざわざ相手の家を訪問するとき、そこには相応の理由があり必然性があろう。ただしそうしたものを、必ずしも相手が了解し承諾してくれるとは限らない。その気がなくとも、ときに我々は自分たちがまるでセールスマンや押し売り、探偵やスパイであるかのような気分にさせられてしまうことがある。本来、自宅の内部とは秘密に属するものである。だから空き巣や泥棒に入られたとき、お金や品物を盗られたことによる損失よりもむしろ、自己の内面にも匹敵するきわめてプライベートな空間へ正体不明の人間が勝手に入り込んだことに対する不快感や不気味さのほうが、被害者にとってはより生々しくリアルなものとして迫ってくるのである。よほどの大金を盗まれたりすれば話は別であろうが、金銭には換算しきれないほどの後味の悪さに、被害者は苦しまされることになる。

ひきこもり状態の青少年たちは、母親が室内へ入ろうとすると烈火のごとく怒るのが通例である。ひきこもりをしているかれらにとって、自分の部屋とは現実のすべてであり、心の延長といった性質を帯びている。だからそこへ無神経に侵入されることは、かれらにとっては自分の気持ちを踏みにじられ干渉されるどころか、人間としてきちんと認められていないかのような気分を覚えるのであろう。

個人的なことを述べて恐縮であるが、わたしはちょっと気合いの入った論文を書くとか、新しく本を書きはじめたりするときには、まず自分の部屋を片づけ整理することからスタートする。それは資料を広げるためのスペースを確保する必要があるといった事情もあるものの、室内をすっきりさせることがそのまま頭の中をクリアにして仕事に臨むことに通ずるからである。

だから外来患者で、たとえばけじめのつかない生活のまま症状もいまひとつ改善せず、愚痴をこぼしにくるのだかカウンセリングを受けにくるのだかわからないような人には、「とにかく部屋を片づけなさい。そして朝は遅くとも七時には起きるように心がけなさい。そうしなければ、今の状態からはけっして抜け出せませんよ」と、自分の経験を踏まえて伝えることにしている。まるで生活指導の教師みたいな言いぐさに聞こえるであろうが、部屋や家というものは物理的な存在を越えてもはや精神と不可分なものであることを、ここでわたしは強調しておきたいのである。

◉記憶や感情の渦巻く「家」

災害や火事によって家を失った人たちというものは、生活の場を奪われたのみならず、思い出や秘密、習慣や主義、寛ぎやゆとりまでをも奪われたことになる。阪神大震災のときに多くの人びとがショックを受けつつも予想外に早く気持ちを取り直せたのは、おそらく家を奪われたのは自分だけではないという事実があったからで、孤独感といった要素が前景に立ったならば、深刻さは相当なものとなったに違いない。

いずれにせよ、家には無意識レベルを含めてさまざまな記憶や感情が託されている。精神に変調をきたした人は、しばしば何者かが室内へ忍び込んだ、泥棒が物を盗った（盗られたのはせいぜい小銭の入った財布であり、シャツだとか老人パスだとか古いアルバムだとか、泥棒など見向きもしそうにない品々であることが多い）、スパイが家の中を調べていったなどという訴えをする。そのような訴えはなるほど荒唐無稽に聞こえるかもしれないけれど、本人にとってはそれなりの事情がある。

精神が病んだり痴呆が進むことによって、見なれたはずのものが違和感を帯びたり、身体の動きに微妙な変化が生じてその結果ふだんとはわずかに異なる位置に品物を置くことになったり、漠然とした不安感や記憶の衰えが今まで見過ごしていた隙間や空白に不可解な意味づけをすることになったりして、そのような細かな異変のトータルとして、かれらは自身の心の変容を室内の変化として認知し、しかもそこへ妄想的な解釈を加え、その結果として泥棒やスパイが登場するというわけなのである。

いかなる理由があるにせよ、家の中へ入るということは、相手の心の中へ入ることに匹敵しかねない。秘密をのぞくことと同義になりかねない。

精神療法において、やみくもに患者の内面にアプローチしようとすることは危険とされている。不用意に心の奥へ分け入ろうとすることによって、不安や妄想が再燃することがあるからで、患者がある程度安定しまた治療者とのあいだに信頼感が生まれていない限り、治療となるはずのことが逆効果となってしまう。結果として、面白半分に相手の心をもてあそんだことになってしまいかねない。

だから家の中、部屋の中がことに心身を病んだ人にとっては心の中と不可分になっている場合が多いことを考えれば、我々がかれらを訪ねていって拒否を受けたとしても、それはけっして不自然な出来事ではないだろう。

◉夜間せん妄の理由――あれだけ準備したにもかかわらず

なお、「家＝住み慣れた空間」が住人の精神と通底していることを考え合わせれば、たとえば痴呆老人を病院へ移したとたんに夜間せん妄を起こしたり、かえって痴呆が進んだり、生きる意欲を失い抑うつ的になったりする事実にも理解が及ぶ。

大腿骨頸部骨折を起こして長期間入院していた老人がいた。ベッド上安静を余儀なくされているうちに、あまりに単調で刺激を欠いた生活によって痴呆傾向を呈してきた。しかし看護の行き届いた病院内では、さほど精神症状が目立つことはなかった。

とうとう自宅へ退院となったとき、迎え入れる家のお嫁さんはなかなか前向きな姿勢の人で、あらかじめ勉強をして病人の受け入れ体制を整えておいた。介護の知識を学び、またギャッチ・アップのできるベッドを用意し、万全の準備でボケかけた老人の受け入れに臨んだのである。

にもかかわらず、老人は帰ってきた日から、毎晩夜間せん妄を繰り返し、とうていお嫁さんの手には負えなくなってしまった。あれだけ準備を整えていたにもかかわらず。疲労困憊したお嫁さんがどれほどの無力感を覚えざるを得なかったかを想像すると、痛々しい気持ちとなってくる。

なぜそんな事態になってしまったかといえば、ちゃんと理由がある。老人は「なつかしい」自分の部屋に戻ってきたはずなのであるけれど、じつはその部屋は模様がえがなされていた。大型のベッドを入れるために、家具の位置が変えられていた。見当識をしっかりさせるために、壁には短歌の色紙の替わりに大きなカレンダーが掛けられていた。それがために認知能力の衰えかけていた老人には、ことに刺激の少ない夜間においては、住み慣れていたはずの自室が見知らぬ部屋と映った。

しかも畳に布団を敷いて寝るのがすなわち自分の生活であるといったイメージが身についていた老人にとって、金属製のベッドとは病院そのものを意味する記号であった。あまり心安らぐことのなかった整形の病院からやっと退院できたはずなのに、気づいてみたら今度は見知らぬ別な病院に閉じ込められている。そんなふうに老人には感じられ、困惑と不安からせん妄状態を呈したというわけなのである。

介護の準備が周到に整えられたにもかかわらず、それは老人の混乱や不安感をそのまま顕現させる装置としてしか作用しなかったのである。お嫁さんにまったく悪意も手抜きもなかっただけに、かえって心痛む結果を招来してしまったのであった。

このようなケースは枚挙にいとまがない。部屋や家をたんなる物理的な空間にすぎないと思っているうちは、我々の仕事はけっして円滑に運ぶことはないだろう。

孤独ということ［1］

◉鎖につながれた老女

家の中、部屋の中が精神の内界に準じていたとしても、だからそこが必ずしも閉塞した秘密の空間と同義になるとは限らない。

親しい友人が訪ねてきてくれるのはうれしいことである。脱ぎ捨てた服や読み終えた週刊誌、汚れた食器や開封したダイレクトメールなどがそのまま放置してある状態の部屋へいきなり訪ねてこられたら、これは恥ずかしいし迷惑と感じることだろう。が、少なくとも不意打ちでない訪問ならば、知人を迎え入れる準備をすべく片づけや掃除をしたり切り花を活けたりすることが契機となって、かえって生活に張りが生ずることになる。

誰も入ってこない部屋に蟄居《ちっきょ》したままでいれば、精神状態は煮詰まっていく。感覚遮断によって人間は容易に幻覚や妄想に囚われてしまうことが確認されているが（そのメカニズムに加えて薬物を使用し、洗脳をしたり霊的体験を生じさせていたのがオウム真理教であった）、孤独であることによって人の心は思いもよらぬ暴走をしてしまいかねない。

平成九年の三月六日付『読売新聞』朝刊には、茨城で七四歳になる老女が火事で焼け死んだ記事が載っている。この事件が悲惨であったのは、彼女が動物さながら鎖によって柱につながれていたことである。そのために、午前一一時近く、老女は炎と煙の渦巻く自宅から逃げ出すことができぬままに焼死体と化してしまったのであった。

この老女は、四七歳になる長男との二人暮らしであった。長男は独身の会社員で、それなりにきちんとした人であったらしい。

老女は、六年前に夫を病気で失って以来、精神が不安定になっていたという。おそらく痴呆の症状が出現していたと思われる。毎年、三月ごろになると徘徊癖がひどくなり、そのため長男はかなり苦労を強いられていたらしい。困り果てた長男は、ついに徘徊防止策として母を自宅（木造平屋建、約八三平米。建っていたのは住宅密集地ではなかったようである）の柱へ鎖でつなぎ止めたのであった。母の足には長さ約一〇メートルの鎖がつながれることになった。

長男とて、べつにそれで事足れりと思っていたわけではない。会社にはいったん出勤しても、仕事の合い間をぬっては自宅へ戻って食事の世話などをしていた。田舎に住み、地元の会社に勤めていたからこそ、そのような芸当が可能だったのであり、また逆に人里から離れていたからこそこうした異常な生活ぶりが成立していたのである。

実の母親を、いくら痴呆で徘徊癖があるからといって獣を飼うように鎖でつなぐとは、あまりにも残酷であり異常であろう。それが世間並みの感覚というものである。ただし、彼女の世話をしなければならないのは長男ただ独りであった。仕事をもつ身である彼は、母が行方をくらますたびに途方に暮れたり謝りにいったり迎えにいったりと大変な思いをしていたに違いない。相談にのってくれる人もいなかったのだろう。社会資源の利用についても、そういったことに対するイメージすら持ち得なかったのではないか。

◉孤独という島ではなんでも起こる

長男は孤独に追いやられていたのである。なるほど勤め先では同僚や顧客と接することがあっただろうし、買い物や用足しにともなって他人と接することもあっただろう。だが家に戻れば、ボケた母親と二人きり。事実上、彼は世間から切り離された状態にあったのである。そうした状況下においては、人は突飛なことや酷たらしいことをいとも簡単に思いつき実行してしまいかねない。一面において合理的であるならば、たとえバランスを欠いた発想であろうとそれを実行してしまいかねない。それは人間における弱さであり悲しさである。

自己臭恐怖と呼ばれる症状がある。主に青年期の精神疾患であるが、自分が不快なにおい（腋臭、体臭、便臭など）を発しているのではないか、それがために他人から疎まれたり馬鹿にされたり迷惑をかけたりしているのではないか、と悩む。においなどすぐに鼻のほうが麻痺してしまうから、自分のにおいは自分では確認が不可能である。いきおい、他人の仕種や態度から、自分が悪臭を放っていないかと推測することになる。

いったん疑惑に駆られてみれば、他人のあらゆる振る舞いが「なんて嫌なにおいなんだ！」「誰のにおいかと思ったら、こいつだったのか」「最低の奴だな」と指弾し忌避しているように思えてくる。においなんかしないよと友人が断言してくれたとしても、それは一種の社交辞令だとしか思えなくなってしまう。それゆえに、当人はしだいに追いつめられていく。誰の言うことも信用できない。精神的に孤立した当人は、笑い話ではないが下着の中に消臭剤を忍ばせてみたり、においが広がる危険度を低くするためにけっして暖房器具の近くには行かないとか、三〇分ごとにトイレの個室へ入ってはアルコール綿で脇の下や尻を拭くなど、涙ぐましい努力を重ねることすらある。

他人からすれば馬鹿げた努力であるものの、このような行為はやはり均衡を失った精神が、孤独であることとの相乗効果によって生じたものと考えるべきであろう。孤独という島には、どんな異様なことでも起こりかねない。

孤独ということ［2］

●ひとりでは食べられない

哲学者の鷲田清一が『普通をだれも教えてくれない』（潮出版社、一九九八年）というエッセイ集のなかで興味深い話を書いている。氏の知人である若い女性が、おそらく大学に通うためであろう、初めて都会に出てアパート独居を開始した。それまで独り暮らしの経験などない彼女は、やがて過食症に陥ってしまったというのである。

ひとり暮らしをして知らないあいだにひどくダメージを受けていたのがからだ、とくに食べることだったと、知人の女性が語っていた。一、二分でささっと済ますこともできるし、だらだらと食べつづけていることもある。そのうち、食べるということがいつ始まり、いつ終わるかがはっきりしなくなる。満ち足りたという感覚がないので、つい物理的な膨満感がくるまで、つまり食べられなくなるまで食べることになる。

だれかといっしょに生活していると、食べる時間というのがままならず、人数分の準備から後片づけまでちゃんと段取りというものがあるので、知らないあいだにきちんと適量、物がからだに入っている。そういうかたちで食もバランスがとれていたというのだ。

他人と共存することによって必然的に生ずるある種のルーチンやリズムや成り行きこそが、我々に自然発生的な規律や安定をもたらしている部分があるということだろう。いいかえれば、「ただなんとなく」他人と接して生きているということだけで、人間の暮らしはそれほど誤った方向に行かずにすむことが多い。日常レベルにおいては、論理的思考や知性といった小難しいものが、健全な暮らしの「よすが」になるとは限らないのである。

それにしても食べるという行為は、本能や生理、生物としての生命維持のメカニズムに直結しているはずで、そうなると過食症とか拒食症といった自己破壊的な病状の説明などつかなくなってしまう。自明のことであると思っていた食行動すら、それは我々が社会的動物として生活していることを前提としなければ正常には機能しないのであった。

したがって、たとえば痴呆老人というものは世間の流れから逸脱してしまったという意味で精神的に孤独な状態に置かれているがために、本能からかけ離れてしまったとしか思えぬ行動を示すことがある。いくら健忘が著しいからといって、食べ終えたばかりなのに「まだ食事をさせてもらっていない」と嫁にむかって不満を訴え怒り出すなどということは、常識からは理解が及ばない。何かの思い出だとか幼いころの記憶にからむ食べ物に執着を示し、それゆえ三人前はあろうかという鱒寿司をお茶もなしにぺろりと平らげてしまったり、赤福餅を一箱全部食べてみたり、そういった異様な食行動を示す老人は珍しくない。鷺田の文章をいまひとたび引用してみよう。

ひとはなんらかの心的トラブルに陥ったとき、〈食〉や〈性〉といった執拗な自然的欲求に頼ろうとする。が、人間においては「自然」はすでに壊れているので、自然に帰ろうとして、逆に〈食〉や〈性〉が逸脱した形態をとることになる。人間の「自然」は、ひとりでは無理、むしろ他人との共同の生活のなかで、かろうじてバランスを保てるものなのかもしれない。

◉「ゴミ屋敷」の孤独

心を病んだ人や痴呆老人はいうに及ばず、身体を病んだ人もまた「孤独」の殻に幽閉されて世間とのつながりを失い、均衡を欠いた振る舞いをしがちとなる。それはけっしてデタラメとか「狂気の産物」ではない、本人なりの理屈や筋道がある。にもかかわらずやはり正常とは思えない。他人から見れば、それは「あさましい」とか「見苦しい」「みっともない」と映り、困惑や悲しみを招来することとなる。

世の中には「ゴミ屋敷」と呼ばれる建物が少なくない。家の中にはあちこちから拾い集めたゴミや屑やガラクタがあふれ、その乱雑さ、無秩序さ、無意味さ、不潔さを目の当たりにすると、そこが人間の住む場所であるとはとうてい信じられない。それなのに誰かがちゃんと住んでいる。たいがいは周囲から孤立したひとり住まいで、わたしの経験からすると、精神分裂病か痴呆の人が多い。こうした人たちも、けっきょくは孤独な状態がなお現実離れした行動を活性化させているように思われ、悪循環が成立していることを痛感させられる。

『週刊新潮』の平成一二年七月六日号のコラムには、まさに「ゴミ屋敷」の典型的な例が書かれているのでここに全文を紹介しておこう。タイトルは「立川市『ゴミ屋敷』の奇々怪々」となっていて、かなり興味本位なスタンスに立っていることがわかる。逆に、ゴミ屋敷という存在を通じて、それだけヒトの心の不思議さが強く感じられるということでもあろうが。

都下・立川市、JR中央線沿いの住宅街に「ゴミ屋敷」と呼ばれる奇怪な家がある。

敷地は七〇坪強。低い石垣の上に育てた柘植の生け垣。かつては二階建ての立派な家が生け垣の上に見えていたらしい。ところが今は、家が見えないほど庭中ゴミの山なのだ。

「あの家のご主人がゴミを集め始めたのは、かれこれ一〇年近く前でしょう」

と囁くのは近所の住民。

何でも、その家の先代は元農家の小金持ちで、長年、町会長を引き受けてくれた気さくな人だったが、一人息子の当主(51)は大の人間嫌いで、今も独身。唯一の趣味が廃棄物のコレクションなんだとか。

雑誌の束、ステレオ、プラスチック製台所用品、居酒屋の看板、石油ファンヒーター等々を拾ってきては積み重ね、高さ三メートルの山を築いてしまったのだ。庭だけではなく、家の中も一杯。玄関も見えなくなり、当人は裏の塀を乗り越えて裏口の隙間から出入りしているという。

「生ゴミは集めないので臭いはありませんが、ゴキブリの繁殖が凄いんです」

付近の住民の要請で、市役所の環境部対策課が十数人の人手を集め、トラックで回収に来たこともあるのだが、ゴミの山の上に仁王立ちになった当主に唸り飛ばされ、手ぶらで引き揚げてしまったそうだ。

おそらく多くの読者にとっては、こんなケースは珍しくもあるまい。近隣から苦情がさかんに寄せられるものの、肝心のゴミ屋敷の住人とは満足にコミュニケーションがとれない。彼ないし彼女は、猜疑心に満ちあふれ、警戒的で被害的な人が多い。苦情が山積されていることを伝えてもまったく意に介さず、なぜあんなにゴミをため込んでいるのかと尋ねると、「これから整理をしようと思っている」「リサイクルです」などと、糠《ぬか》に釘の返答しか得られない。

しかしだからといって、「ああそうですか」と引き下がるわけにはいかないのが、我々のつらいところというわけである。

ゴミ屋敷探訪

●カラスと一緒に獲物をあさる一人息子

精神保健福祉センターへ勤めていたころ、わたしが扱ったゴミ屋敷のケースでもっとも凄まじかったのは、都心の幹線道路に沿った瀬戸物屋であった。小さいながらも三階建てのビルで、かつては一階が陶器を商う店舗となっていた。しかし店を営んでいた両親は死去し、一人息子は未治療の精神分裂病であった。彼は社会生活にまったく関心がなく、店のシャッターは降ろし、あちこちからゴミやガラクタを拾ってきては建物の内部へため込むようになった。他人と接することはなく、ゴミ集めのみが唯一の関心事となっていたのである。

一階から三階までモノで溢れかえると、今度は建物の外にガラクタは積み上げられるようになった。ところがこの建物は、幹線道路とつながった細い道が脇を走っているため、一旦停止した車から煙草の吸殻を投げ捨てられることが多く、そのため火事の心配があると近所が騒ぎだした。また悪臭もひどく、それが風向き加減によっては排気ガスと混ざって近隣へ吹きつけるため、これも騒ぎとなり、保健所に「なんとかしろ！」と激しい抗議が寄せられることとなったのである。

なんとかしろといわれても、保健所には立ち入り権などない。それにいつ保健婦が訪問しても、当人は留守なのである。近所の人びとから話を聞かせてもらい、どうやらくだんの一人息子は地域のゴミ収集の日になると、早朝にカラスと一緒になって「獲物」をあさっている姿が目撃されるという。そこで朝の六時ごろに出向いてあちこちのゴミ集積場を見回ってみたら、運よく当人を見つけることができた（不燃ゴミの日だったので、ガラクタ好きの彼と遭遇する確率は高かったのである。ついでに言い添えておくと、当時は回収日の前の晩からゴミは出してかまわないことになっていた）。

一年中同じ服装で、着替えることをしない。あらかじめ服装については近隣から聞き込んであったし、そんな知識がなくともホームレスなどいない地域である。垢だらけの服でゴミあさりをしていれば、すぐにわかろうというものであった。

声をかけると逃げたりせずに、話に応じてくれる。捨ててあった油だらけの換気扇を運ぶのを手伝ってあげて、ビルまで一緒に行った。関心もあったので中を見せてもらうと、ゴミが階段やトイレまで占拠している。ただし部分的に分類整理はしてあり、当人なりになんらかの目的はあったらしい。どこで寝るのかと尋ねると、寝る一画もゴミで溢れている。往々にして寝起きするところだけは「聖域」としてきれいにしてあるものだが、そういったけじめが一切ついていないところに、彼の病理の深さがうかがわれた。

けっきょく、当人が拒否的な態度は示さなかったおかげで、親戚を捜し当てることができ、電話をして状況を伝え、また当人は分裂病で加療が必要な旨を話し、わたしのほうから病院のドクターに根回しをして最終的には医療保護入院とした。ビルは親戚が片づけてくれたが、ゴミはトン単位で出たらしい。彼は禁治産に該当するだろうから、ビルの権利だとか入院費や生活費など金銭に関する厄介な問題があれこれ生じたはずだが、とりあえず医師としてのわたしの役割はなんとか果たしたのであった。

このときの経験でわたしが感じたのは、こんな幹線道路沿いのビルにもかかわらず、その中にはまったく現実から切り離された小世界が温存され、心を病んだ人物がひっそりと自分なりの生を営んでいることの不思議さであった。

自分と隣り合わせなのに、これほど異様な世界が独自に営まれている。そして彼はそんな生活に満足していたのである。近隣から苦情を寄せられることがなかったら、彼は彼で黙々と生活を送っていればそれで問題はなかったのである。精神病院に入れられることが、彼にとって本当に幸福なことであったのか。

孤独によって、ヒトは現実離れした生活を送るようになりかねない。それが本人に苦しみをもたらすならば論外であるけれど、本人が充足感を覚え、しかも誰にも迷惑をかけないとしたら、我々は彼ないし彼女に世の中の常識を押しつけるべきなのか。それとも孤立した世界のひそやかさにはあえて踏み込まぬように心がけるべきなのか。この問題については、本書の最後で、あらためて考えてみることとしたい。

●かれらはなぜゴミを集めるのか

ところで痴呆にせよ分裂病にせよ、精神の安定を失った人たちの何割かがゴミやガラクタとしか思えないものをため込みたがるのはなぜなのだろうか（一四頁で紹介したI容疑者のように、異様にルーズなだけの人物もいるようだが）。

痴呆老人が食事を終えた直後にもかかわらず「まだ食べさせてもらっていない」と不満げに食事を要求する背景には、のんびりと構えていればまた次の食事もちゃんと供してもらえるといった安心感（大船に乗った気持ち、とでも表現したほうが適切だろうか）が欠落してしまい、この先はどうなってしまうのかわからないといった根源的な不安に脅かされている部分が大きいといわれる。孤独感、孤立感が病的な危機感へと発展し、そこに鷲田がいうところの「ひとはなんらかの心的トラブルに陥ったとき、〈食〉や〈性〉といった執拗な自然的欲求に頼ろうとする」といったメカニズムがからむことで、「まだ食べさせてもらっていない！」といった憤怒が出てくるわけである。不安や心細さは、生理的なバランスなどいとも簡単に突き崩してしまう。

同じようにおぼつかない気分、心もとない感情が機能の衰弱した精神と相乗効果を示すとき、ヒトはとにかくモノをため込むことで気持ちを鎮めるといった行為をしがちであるらしい。すなわち心の隙間をガラクタで埋めるわけであり、そんなことをしてもなんら問題が解決しないと思うのは健全な人間の奢りである。

もったいないといった気持ちや、将来なにかの役に立てようといったささやかな意気込み、まだ使えるモノを捨ててしまう世間に対する反感の表明、捨てられたモノへの思い入れ、見慣れた品々に囲まれることで生まれる安心感――そうした心性が最初はあったのだろう。やがてそのような心情は形骸化し、ガラクタをため込むことへの執着だけが当人にとって生きている証となっていく。どこかで本来の目的がすり変わり、無意味なこだわりのみによって人生が営まれていくことになる。

◉手段の目的化という「癒し」

一般に精神科領域では、当初はそれなりの意味合いをもっていた行動がいつの間にか形骸化してしまい、その形骸化した行動が勝手に一人歩きしてしまうために、結果として奇異な振る舞いが他人を驚かせたり、それどころか当人をも困惑させる場合が少なくない。

たとえば強迫神経症。もっと具体的に言うなら、手を洗い出すと止められず、それが不合理で馬鹿げているとわかっていながらも二時間も三時間も洗いつづけてしまう。あるいは棚の食器や本がきちんと左右対称に並んでいないと家族に不幸が訪れそうな予感を拭いきれず、病的に左右対称にこだわってしまう。外出から帰ってくると、バイ菌を家に持ち込んで汚染してしまいそうな気がして不安でならず、そのため玄関で服をすべて脱いでしまう。家族にも同じことを強要する。買ってきたものはアルコール綿で拭き、食べ物は熱を通さなければけっして口にしない。車を運転していると、いつの間にか誰かを轢き殺してしまったような懸念がつきまとい、死体が転がっていないかと道を全部たどり直してみたり、新聞に自分の犯した事故が記事として載っているのではないかと不安なため、新聞を毎日五紙もチエックしなければ気が済まない等々。

こうした突飛な症状は、もともと心に秘めていたある種の攻撃性や衝動性に基づいているといわれる。そのような穏やかならざるものを放置しておいては、いつ何時不適切な言動として表出してしまうか、わかったものではない。そこでなんらかの無害な行為という「枠」に攻撃性や衝動性を囲い込むことでかろうじてコントロールを図っているうち、そのような行為が形骸化し、いつしか手段が目的と化し、象徴的でもあるがけっきょくは馬鹿げているとしかいいようのない行為を繰り返さずにはいられないといった窮地へ陥ってしまったもの、と解釈されるのである。

おしなべてこのように手段が目的化するといったパターンはヒトの心において普遍的な傾向であり、おそらく昨今話題になっている青少年のひきこもりにも、類似したメカニズムが関与していると思われる。

ここでゴミ屋敷に話を戻せば、なにかモノを身の回りにたくさん置いておくことが、当人にとって安らぎとなっていたのであろう。そういった意味では、病的不安や痴呆にともなう当惑や違和感へ対抗するための切実な工夫であり行動だったのである。さもなければ「癒し」のバリエーションといったところか。が、やがてそのような行動は形骸化し、当人も人格水準が低下し、そのまま常同的にゴミ集めへ固執することで精神のバランスを保つに至ったということなのだろう。

◉理由より事実を

以上から我々が学ぶべき事項のひとつは、訪問先の患者が無意味とも奇異とも思える振る舞いに執着を示していた場合、その理由はむしろわからないことのほうが多いという事実を知ることである。

なぜなら、当初は意味もあり象徴性をも帯びていたはずの行為であっても、年月を経るにしたがって形骸化していることが普通だからなのである。それを「空疎」だからといって否定することは賢明とはいえないし、簡単に読み解くこともできまい。むしろ、そうした行為を必要とするほどに当人は精神が追い込まれ、また固執せねばならないほどに煮詰まった状態に置かれてしまった事実を率直に受け入れることのほうが大切であろう。

戸惑うことはない。いかに孤立した閉塞状況へ風穴を開けるか、いかに相手の不安感を払拭させるか、そうした一般的かつオーソドックスな対応が必要なのである。

具体的な対応法のいくつか

◉正面から近づかない

さきほどの三階建てビルの「ゴミ屋敷」に住んでいた一人息子（といっても年齢は四〇代半ば）にわたしがゴミ捨て場で声をかけたとき、それなりに心がけたことをいくつか紹介しておこう。

ひとつには、相手へ近づくときの方法である。基本として、真っ正面から近寄るのは感心しない。ことに精神的に混乱している相手だと、真っ正面から向かっていくのは、それが攻撃とか威嚇といった雰囲気を帯びた振る舞いと映ってしまうことがある。そこで相手はおびえ、苦しまぎれに暴力で対抗しようとしかねない。精神科医や看護士でも、ときおり病院で興奮した患者に殴られる。ただし、たいがい、殴られるのは決まった医師なりスタッフなのである。かれらは、不用意に正面から相手に近づく。

しかもおどおどしていたりすると、不安感が相手に伝わってなおさら相手を混乱させ不適切な行動を惹起しかねない。

斜め方向からさりげなく近づき、場合によってはむしろ相手の横に並ぶような感じで立つことが正解である。そんなつもりはなくても、我々は相手に威圧感を与えてしまう可能性があることを常に念頭に置くべきであろう。

●大きな声は禁物

そしてもうひとつは、声に関する問題である。

声というものは、想像以上に生々しい存在である。微妙な感情も声に反映しがちであるし、そもそも声は話者の身体の内部から出てきたものである。冷たい声、温もりのある声、鋭い声、億劫げな声、明瞭な声、曖昧な声といった具合いにさまざまな声があるけれど、いずれもが話者の体温を帯びているのである。ときおり素晴らしく説得力のある声の持ち主と出会うことがあって、ああいった声だとどんな陳腐な内容を語っても相手に力強く訴えられるのだろうなと羨ましくなることがある。今さらボイス・トレーニングをしても仕方がないので、せめて声とはすぐれて肉体的なものだという自覚をもちたい。そして声の大きさならば、これは我々でも調整が可能である。

なべて幻覚や妄想のある人には、大きな声は禁物である。おそらく秘密を他人に聞かれてしまいかねないとか、デリカシーに欠けるとか、押しつけがましさに通じるとか、現実の騒々しさにつながるとか、そのような印象を与えるからではないだろうか。

◉意外に効く「囁き声」

痴呆になりかかって猜疑心が高まっているのか、それともパラノイアに近いものか判然としないが、いずれにしても家族が財産を狙ったり食べ物に毒を入れたりすると信じている老婆がいた。診断の必要があって自宅を訪ねていったが、容易に心を開いてくれない。わたしを家族の回し者と疑っているらしい。そこで家族にも保健婦にも席を外させ、部屋を締め切り、わたしと老婆の二人だけにしてもらった。芝居がかった動作で立ち聞きをされていないことを確かめてみせてから、大丈夫と彼女にサインを送り、それからそっと老婆に囁いてみた。「なにか、おっかないことでも起きているんですか?」歳をとっているから耳がいささか遠い。そこで耳元へひそひそ話をするような具合にして、囁いてみたのである。

すると老婆のほうも囁き返す。いかに家族が自分を嫌い、自分から搾取しようとしているかといった妄想をぼそぼそと語る。二人で密談でもしているような雰囲気になったが、これは声を小さくしているがゆえに必然的に語る者と聞く者との距離が縮まり、一緒に秘密を共有しているかのような親密感が生まれたことを意味している。これで事実上の問診が可能となったわけである。

自慢にもならないが、わたしはこういったときに自分を味方であるかのように相手へ錯覚させることが比較的巧い。ある種の詐欺師の能力に近いものかもしれないが、それはあざといほどの演出による「ひそひそ話」に負っている部分が少なくない。幻覚や妄想に限らず、邪推や疑惑、不安や恐れといったものは少なからず「秘密」のトーンを帯びるのである。ならば、そういったテーマについて大きな声で語られることは適切ではあるまい。囁き声の効用は、思った以上に大きい。

ただし、ときには「あっけらかん」とした明るく大きな声が、かえって安心感や大らかな気分を相手へもたらすこともある。自分自身のキャラクターを把握し、また場合によって声の大きさを使い分ける程度のことは必要である。相手をだますわけではないにしても、場合によっては役者として振る舞うくらいの覚悟がなければ我々の仕事は務まらない。

●ときには筆談も

ある病院で外来をしていたら、一人の男性が家族に連れられてやってきた。半ば強引に連れてこられたようで、受診には不承不承である。経過から、どうやら分裂病が疑われる。このときも、家族や看護婦は診察室から退出してもらい、患者と二人だけにしてもらい、それから囁き声で話しかけてみたがいまひとつ不審そうな様子がつづいている。そこでメモ用紙を取り上げ、そこに文字を書いて彼に見せた。メモにはこのように書いた。すなわち、「声を出すと筒抜けになっちゃう?」

分裂病の患者は、しばしば盗聴器が仕掛けられているといった妄想を抱いている。あるいは活発な幻聴のために、聴覚に混乱をきたしている。そこで筆談の形でアプローチすると、おそらくそこまで配慮してくれる人物とは出会っていないはずだから、案外と信用をしてくれたりするのである。

相手にもボールペンを渡し、まだるっこしいけれども筆談で問診を進めたことが何度もある。もしかするとこのような「作戦」はますます相手の妄想傾向をあおって、結果的には治療と正反対の方向に患者を導いてしまっているのではないかと抵抗感を覚える読者もいるかもしれない。たしかにそういった考えも成り立つだろう。が、相手から信頼を得て、コミュニケーションを成立させなければ前に進めない。また相手の妄想に迎合しているわけではなく、相手の気持ち——他人に立ち聞きされたら厄介だ、盗聴器で聞かれたらマズイ、自分の置かれた立場を誰もわかってくれない、秘密を守らなければ万事休すだ――を尊重した態度のあらわれなのであって、むしろ共感の一種と見るべきだろう。実際、こうした態度によってますます妄想を強固なものとしてしまって、あとで治療に困難をきたしたなどといったケースには出会ったことがない。

そんな次第で、声の大きさを使い分け、ときには筆談すら試みるのも我々に必要な臨機応変な態度のひとつということになる。朝の六時過ぎに、「ゴミ屋敷」の息子へゴミ捨て場でひそひそと囁きかけている自分というのは、傍目からするとかなり間抜けな姿であったろうと想像するが、少なくともわたしにとってはそういった所作もまた訪問業務の醍醐味なのである。

なおスキンシップについて言い添えておくと、これは患者それぞれで適不適が異なり、スキンシップを好ましいものと感ずる人もいれば、逆にひどく嫌う人もいる。これればかりは一律に論ずることはできないようで、だからせめて「べたべた触れば相手はフランクな気持ちになる」といった先入観が通用するとは限らないと知っておくべきであろう。

嘘をつくことについて［1］

◉あなたは家に入れるか？

我々が訪問業務に赴き、相手の家のドアを叩くとき、いったいどの程度目的は具体化しているだろうか。

Aさんの家を訪ねてマニュアルに沿った介護をする手筈になっているとか、Bさんの家まで行って通院の手伝いをする段取りになっているとか、すでにレールが敷かれている場合には問題がない。しかし、「とりあえず相手を訪ねてみないことには、様子もわからない、方針も立たない」といった茫漠たるシチュエーションがしばしば生じて、こういった場合には案外と目的を絞り込めないものである。

たとえば、

(a)独り暮らしの老人Aさんがいて、どうも近ごろボケてきたようである。近隣が心配し、また火事でも出されたら困るといった思惑もあり、老人施設へ入れるか強制入院させるか、とにかく可及的速やかに善処せよと強硬に保健所へ訴えてくる。

(b)温厚だったはずのBさん(五〇歳代後半)は、最近、なんだか人柄が変わってしまった。近所の酒屋から万引きをしたり、長年飼っていた犬を石で殴り殺すといったこともしている。反社会的な行動が目立ちはじめ、このままでは危険だし、病院へ連れていくべきなのだろうかと親戚から相談をもちかけられた。

(c)老人介護に通っているヘルパーが語るところによれば、介護の対象であるCさんよりもその妻のほうが気にかかるという。しゃべることにはまとまりがなく、不潔でだらしなく不作法で、しかしどうやら痴呆でもないらしい。ヘルパーが助言したり頼んでもまったく無視を決め込み、ときおり激昂し、もしかすると身動きがほとんどできないCさんへ虐待に近いことをしている可能性すらあるという。この妻、果たしてこのままにしておいてよいのだろうか。

(d)幻覚妄想があるらしいDさん。身寄りはまったくない。自分が住んでいるアパートの扉に訳のわからぬ張り紙をしたり、窓をすべて黒い紙で内側からふさいだり、夜中に大声をあげるなどの奇行を重ねている。得体が知れなくて気味が悪い、子供に危害を加えられたら心配だからなんとかしろとの地域からの要請。

(e)Eさんのところは一家そろって変わり者らしい。とくに妻がおかしい。向かいの家を妙に敵視していて、玄関に腐った魚を放り込んだり、名前を騙って出前を二〇人前届けさせたり、首のとれた人形を郵便受けに突っ込んでおいたりする。工場勤務の夫にコンタクトを図ろうとしても、妻こそが正しいと言い張って話にならない。子供たちも親の振る舞いを真似ている。警察も学校も保健所も町内会も、困惑するばかりである。

(f)徘徊しては迷子になったり、耳が遠いせいか大音量でテレビを夜中までつけているため、近隣が閉口しているFさん。独身の息子(四〇代後半)と二人暮らしの老人だが、息子はめったに帰ってこない得体の知れぬ人物。Fさんは中程度の痴呆と思われるが、存外にしっかりした部分もある。しかし最近は衰弱が目立っている様子で、それにもかかわらず他人が訪ねてくることをひどく嫌がる。息子とも連絡がつかないし、なんとかならないかと町内有志から市役所に相談が持ち込まれた。

――思いつくままにいくつかのケースをあげてみたが(それぞれへの対応や見立てについてのヒントは、本書全体の復習として二一二頁に記しておいた)、いずれにしても実際に出かけて情報を集め、また雰囲気をつかんでこなければ対策を講じようがない。とはいうものの、ドアを叩いて「こんにちは、あなたが痴呆かどうか確認にきました」とか「精神病の患者なのか、それともただの変人なのかを見極めにやってまいりました」などと言うわけにはいくまい。スタートの時点から、いきなり訪問業務は困難を迎えてしまう。

じつはわたしが訪問業務をおこなっていたときも、この点がまさに頭の痛い難関だったのである。そして、確信犯的に嘘をついたことも再三だったのである。

◉なぜうしろめたいのか

おそらく読者の多くは「嘘」という点に眉をひそめるであろうし、またそんな話では参考にならないではないかと憤慨されるだろう。家族と示し合わせて、ルポライターとか「電波や超音波に詳しい」ラジオ雑誌の編集者と名乗ったこともある（これは冗談で書いているのではない。本当に名乗り演じたのである）。明らかな身分詐称であり、相手が疑ってきたらまずいことになりかねない。にもかかわらず、その場の雰囲気から、これは嘘をついたほうがスムーズに事が運ぶと直感した際には、わたしは躊躇《ちゅうちょ》することなく身分を偽ってきた。バレたことは、一度もない。おそらくわたし自身の詐欺師的な性格に由来するのかもしれない。ただしこの点については、倫理のみならず、かなり重要な点を含んでいると思われる。だから、あえて書いているのである。

要するに、精神を病んだ人（痴呆を含む）に対して、必要ならば虚偽を語ってもそれは許されることなのか、という話である。

おそらく保健婦さんは、身体検査にきましたといった類のことを言って相手を安心させる程度のことはごく普通におこなっているのではないだろうか。まあ脳も内臓のひとつなのだから、身体検査云々というのは根も葉もない嘘ではあるまい。ただし、明らかに歪曲はある。血圧計や体温計を持ち出しながら、本当は相手の精神状態を見立てようとしているのだから。一般的な許容限度はこのあたりまでだろうか。

分裂病患者で、隣家の主人が低周波で振動を伝えて自分の身体をボロボロにしようとしている、といった被害妄想を抱いていたケースを扱ったことがある。この人物と会うときにわたしは、区役所で公害関係の仕事に就いているので被害の実態を聞きにきましたと自己紹介をした。メモ帳を取り出し、真面目な顔で訴えを聞きつつ問診をおこなって病状を見極めた。

このわたしの態度は卑劣といえるのだろうか。上品でないことは認める。が、共感や支持の文脈から考えれば、相手をだましたのも別に私利私欲のためではないのだから、むしろ相手に安心感を与える営みと見ることも可能なはずである。嘘はついたが、それで相手の尊厳を傷つけるわけでもないし、損をさせるわけでもない。にもかかわらず、わたしとて何かうしろめたい気分がしたこともまた事実なのである。なぜなのか？

嘘も方便、仕方がないというのはあくまでも当方の論理にすぎない。緊急避難に準ずる、といった言い方も詭弁に近い場合が少なくない。嘘をつかれるのは、本来的に不快なことである。たとえ相手が気づかなくても、不快とわかっていることをおこなうのはフェアではなかろう。それはけっきょく相手を人間として尊重していないことにつながる。相手を見下していることにつながり、そのような心性は自分でも気づかぬうちに、思わぬところで人権を踏みはずした振る舞いを誘発してしまいかねない危うさをはらむことになるだろう。

◉誤魔化しとおせるだけの自信はあるか

こういった論議は、おそらくクリアカットな結論は出てこないに違いない。それに個別の事情というのも大きく関与する。同じ訪問業務でも、わたしは医師としての見立てがメインだから、通うのはせいぜい一〜二回である。嘘のつきっぱなしで済む。ところが、地域のかかわりとして末永くつきあう必要のある保健婦などの立場なら、バレかねない嘘をつくことは大きなマイナス要素を背負うことになる。バレたとたんに、関係性の修復は困難になってしまうのだから。嘘がバレかけたときに、それでも誤魔化しとおせるだけの自信があるかどうか、といったこともあるだろう。自信がなければ、おどおどした態度から見破られる公算は大きい。

まったくのところ、これはケース・バイ・ケースであろうと考える。わたしの身分詐称（あえてわたしは露悪的な言い方をしているのであって、そこのところを誤解しないでいただきたい。念のため）は極端にすぎるとしても、硬直した原則主義がベストとも言えまい。報告書に記すといかにも詐欺師めいた口上に思えても、実際にその場に居合わせてみればそれがきわめて自然であり、邪《よこしま》なトーンを帯びた嘘ではないとわかるケースもある。ステレオタイプな正義感、偏狭な人道主義をわたしはあまり信用していないのである。

嘘をつくことについて［2］

◉内証でクスリを飲ませること

嘘に関しては、精神医学の分野でしばしば話題となるものに、本人に告知せずにクスリを投与することの是非といった問題がある。いくら説得や説明を重ねようと、病人がけっしてクスリを飲もうとしない、断固拒否するといった事態は珍しくない。しかも本人は自宅に立てこもったまま診察を受けようともしない。そして幻覚妄想に基づいた問題行動を重ねて家族は困り果てている。そんなときに、たとえば抗幻覚妄想作用の強いハロペリドール（セレネース®）には水薬のタイプがあって、これならば飲み物や食べ物にそっと混ぜて服薬させることが可能となる。インフォームド・コンセントをまったく欠いた治療が成立することになるわけである。

クスリを飲め・飲まないといった押し問答なしに、とりあえず病状を改善し得る可能性が出てくるのは、家族にとって厄介事を避けられるわけだから福音である。病的体験が軽減すれば当人に心の余裕も出て、あらためて受療へ促せばそれに応じる可能性も生じてくるかもしれない。

ただし、そうは言っても本人をだましていることには変わりがない。もしクスリを混ぜているところを見つかったら、目も当てられない修羅場が出来《しゅったい》することだろう。薬剤の副作用で事故が起きたとき、その責任は誰に帰せられるのか（裁判沙汰になったら、おそらく処方した医師が有罪ということになるだろうから、少なくとも昨今の医師はインフォームド・コンセントなしで水薬を処方することには難色を示すはずである。家族も納得していたはずにもかかわらず、いざとなると平然と医療者や関係者を訴訟したり賠償を請求するといった、こちらからすればずいぶん卑怯に〝豹変〟する家族はけっこういるものである。油断は禁物なのである)。

またとりあえず問題行動が軽減したことに家族が安心して、それ以上の対応を放棄してしまう可能性も高い。さしあたって水薬で落ち着いているのだから、もはや新たな面倒は避けたいといった心理が働き、結果的にはきちんとした治療を受けさせることに対するブレーキとして作用してしまいかねない。また当人にとっては、自覚のないままクスリを飲まされて病状改善をしたのだから、服薬や治療の大切さを体験する機会を奪われたことになり、長い目で見ればけっして効果的な治療戦略とは言いがたいことになってしまうだろう。

おそらく、患者の病状に困り果てた家族にとって、「本人に内緒でクスリを飲ませる」「病院から医者に来てもらい、本人を麻酔で眠らせて搬送してもらう」——この二つのプランが必ず脳裏をよぎるはずなのである。それだけ切実な希望があるのだから、実現させればよいではないかというのが一つの意見であり、逆にそんなふうにインスタントなやり方で姑息的解決がついてしまうと、精神疾患は長いタイムスパンで対応しなければならない問題であるがゆえに、かえって本質を見逃し家族の心構えを安易な方向にそらし、しかも本人にとっても事態が他人事となってしまって、結果的にはマイナス効果だという意見も出てくる。

ただし気分的に追い詰められた家族（あるいは迷惑を受けている近隣の人たち）にとって、後者の意見の意味するところはなかなか伝わらない。そして家族や近隣の焦りや苛立ちが、なおさら患者本人の神経を尖らせる方向に影響していく。

◉単純な善悪では判断できない

こうした状況については次章であらためて考えてみるつもりであるが、要するに「嘘をつく」「だます」「不意打ちを仕掛ける」といった行為には益と害の二面があり、必ずしも単純な善悪の文脈で判断できるものではないことを確認しておきたいのである。

あえて挑戦的な言い方をするなら、嘘や歪曲といったものをまったく排除した形での精神科医療は成立しないとわたしは考える。ただしそれは精神分裂病の患者が職場で誤解を受けないように会社宛の診断書には「神経衰弱状態」と病名を記すとか、抗精神病薬といった名称ではインパクトが強すぎるとの判断からあえて「心を安定させるクスリですよ」といった曖昧な説明をするとか、患者から「この病気はいったい、いつ治るんですか」と問われたときにそれには即答せずに「あなたにとって、病気が治るというのはどのようなことを意味するのですか?」と問い返すとか、「あなたを閉鎖病棟に強制入院させます」とは言わずに「とにかくあなたは心身ともに休むことが必要です。だから、病院でゆっくり休養しましょうよ」と猫なで声を出して患者を言いくるめるとか、そういったものを含んでの嘘や歪曲である。

悪意ではなくとも曖昧な言い回しや本質を避けた表現がしばしばなされるわけだから、精神医療が信用されなかったり、うさんくさく思われても仕方がない。その延長として精神科は何をするかわかったものではないといった猜疑心や恐怖が患者の心に生まれても、それは当然のことである。にもかかわらず、精神医療をスムーズに営んでいくためには多少なりとも「ずるい」言い方や態度を駆使せざるをえない。だからといって誠意や誠実が欠落しているといった結論は出てこないと考えるのだけれど、そのあたりの感覚は好意的な見方をしてもらわない限り理解されにくい。

◉どこまでが許容範囲かを仲間で確かめておく

と、ここで「訪問における第一声をどのようにすべきか」という問題に立ち返ってみたい。

ごく正直に身分と目的を述べれば事足りる場合もあるだろう。ただし、とりあえず出かけて様子を探ってみなければ何もスタートのしようがないといった場合もある。あからさまに目的を口にはできかねる場合もある。そんなときに、心構えがあやふやだと、たちまち言葉に詰まってしまう。しどろもどろになってしまう。いったい自分は身分詐称をしてでも目的を遂げたいのか、せめてどんなことを知り得れば良しとするのか、けっきょくドアを開けてもらえなかった場合に自分はそれをまったくの失敗と考えるのか（ちなみにわたしは失敗とは考えない。理由については第Ⅳ章を参照されたい）、そのあたりに自分なりの基準をある程度イメージしておかなくては、常に不全感と後悔ばかりにさいなまれることになるだろう。

「健康調査で近所のお家を順番に回っています」とか「ストレスでお悩みだとご家族からお聞きして、何かお役に立てないかと思って来ました」とか、どんな言い方で切り出すにせよ、相手の反応に応じて当意即妙に言葉を重ねていかなければならないのである。どこまで自分はあざとい態度を示し貫き得るか、どこまで自分は確信犯となり得るか、どこまで自分は馬鹿正直に徹するのか。

そんなことに迷うとき、それは自分自身の倫理コードのみならず、職場の同僚や上司がなんと言うだろうかとか、非難されるか許容されるか予測がつかないとか、いろいろな思惑が一気に頭を占領して、そのために気持ちがぐらついて不審な態度となってしまいがちなのである。

自分の職場において、ミもフタもない正論はさておき、虚偽や歪曲についてある程度の合意や許容範囲を確かめておくことが必要だとわたしは思う。ただしそれを必ずしも成文化する必要はないのであって、仲間同士足を引っ張り合うことのないよう、迷いが生じないよう、お互いを励ませるように確認をしておけばよいのである。仲間同士の牽制によって動きがつかないと見受けられるケースがけっこうある。足場を固めなければ、突き進めないのである。

訪問先のドアをノックするとき、我々がいかに腹を括っているかによってその結果は大きく左右される。

茶菓子は食べるべきか

◉訪問業務におけるマーフィーの法則

腹を括るということは、けっきょく、態度や考えの一貫性を保てるか否かということにかかわってくる。まったくの正攻法でOK、嘘はおろか誇張や脚色も不要といった事態なら頭を悩まさずに済む。うしろめたさも覚えずに済む。だがそうもいかないのが現状である。

おまけに、我々はまったくの個人プレーで訪問をするのではない。組織や役所や事業所に属する者として出かける。となれば、そう野放図なことはできない。上司にクレームを持ち込まれたりしては立場上困ったことになりかねないし、厄介なことは避けたいものである。

まことに不思議なことに、「正直に言ったら元も子もなくなってしまう。といって、嘘や歪曲もマズイな」と迷うような事態に直面したときに限って、あれをしておけばよかった、これを押さえておけばよかったと「後知恵」が生じてしまうものなのである。これこそ訪問業務におけるマーフィーの法則である。それまでは八方塞がりの気がしていたのになぜか縁者親類を捜す手だてを急に思いついてしまったり、近所にもっと根回しをしておけばよかったと今さらながら感じてしまったり、「あえて誤解されかねない言い方」をして相手を煙に巻いたつもりでいたことが後々トラブルの種になるのではないかと急に心配になったり、といった具合いに腰砕けとなりかねないことが少なくない。そうなると、どちらに転んでも後悔をしてしまうことになる。達成感とはほど遠いことになってしまう。

ただしある程度の経験を重ねれば、迷う事柄はおおむね似た内容であることに気づく。人それぞれで「引っかかる」部分が違うのだが、いずれにしても迷ったり不安に思ったり困るときのパターンが一定してくるものである。したがって、訪問業務で「引っかかり」を覚えた事柄については、その都度個人的にきちんと書き留めておくべきであろう。

じつは、こうした「引っかかり」においてもっとも厄介なのは、それをうまく他人に説明するのが困難なことが多いからなのである。たとえば、まことに馬鹿馬鹿しい話に聞こえるかもしれないが、訪問先で出された茶菓子を食べるべきか、といった問題を考えてみたい。

◉言語化しておかなければアドリブもできない

独居の痴呆老人を訪問する場合である。わたしと保健婦さんと二人で訪ねたとする。部屋に招じ入れてもらったところまでは順調であった。痴呆といっても、妙なところは存外にしっかりしていたりすることがあって、その老婆もわざわざ訪ねてきてくれてご苦労さますと自ら台所に立って茶を入れ菓子を出してくれた。

わたしは、相手に信頼感を覚えてもらわなければ問診なんかできないと考えているから、出された茶は飲み、菓子もひとつくらいはいただくものと割り切り、そのようにする。たとえ茶碗がかなり汚れているようでも、飲む。あらかじめ室内を観察して、もしも仏壇の供え物が腐ったり干からびたりしているようなときには、さすがに煎餅以外は手をつけないが。

ところが、保健婦さんはたいがい、お茶にもなかなか手をつけないし、ましてや菓子はけっして口にしようとしない。おそらく茶菓子まで食べるのは広い意味での収賄に相当すると判断しているからなのだろう。しかしせっかく老人が勧めてくれているのに、固く辞退する姿は不自然なのである。ああこの人は役所に属する人なので「もてなし」を受けるのは立場上まずいと考えているのだな、などと気を回せるほどならば痴呆ではない。まあ辞退の仕方しだいということになるけれども、あまりマニュアル的にもてなしを断るのはかえって機嫌を損ねたり不信感をあおる場合がある。

となれば、状況しだいでは菓子を食べるのもかまわないと柔軟に考えるか、あるいは断るならどのように辞退するのがもっとも自然で相手の機嫌を損ねないのかを明確にしておくべきなのである。ところが、そういった事柄は雰囲気に左右される。老婆の性格、その日の精神状態、経済状態(本当はもったいないので何も出したくないけれども、客人には相応のもてなしをするのが義務と老婆が考えているとしたら、むしろ手をつけないほうが老婆は喜ぶだろう)、同行したわたしの態度振る舞いなどで話が違ってくる。

そうなると原則などなかなか通用しなくなってくる。自分の判断がいかに正しかったかをきちんと言葉で説明してみせることは思いのほか難しい。「あなたは公務員のくせに菓子まで食べたのは正しい態度ではない」あるいは「あなたは無理に菓子を食べてでも相手の懐に飛び込むべきなのだったのに」と言われた場合に(どちらが正しいのかは、一概に決めつけられるものではないだろう。それこそ一貫性という文脈に沿って判断されるべき問題である）、自分の立場をきちんと説明し得るだけの言葉が用意されていないと、毎回、迷ったり後悔したりの連続となるのである。

これは周囲に対する言い訳を用意しておけといった、いじましい話ではない。自分なりのやり方をある程度はっきり言語化させておかなければ、アドリブもできないということを確認したいのである。あるいは他人に自分の行動を説明するときに、誤解されたり曲解されることを避けるための予防策でもある。

そういった前提を踏まえてはじめて、自分のやり方についておどおどせずに他人とディスカッションすることが可能となる。頭の固い原則主義者や、察しの悪い理想論者にやり込められないためにも、現場で身体を張る者はきちんと言葉による武装をしておくことが必要なのである。個人的な経験からも、このことはいくら強調しても足りないほどである。そしてそれを実践するかどうかが、プロと素人との違いであると考える。

一か月前のカレンダー

◉冷蔵庫の中には何がある？

さきほど仏壇の供え物が腐っているか干からびているかを確かめる、といった話をわたしはした。室内を、多少なりとも注意して見渡せば、住人の現実感や生活能力などはけっこう推し量れるものである。

潮田登久子という写真家がいる。この人が、『冷蔵庫』というタイトルの写真集を出している（光村印刷、一九九六年）。五七軒の「ごく普通の家」の冷蔵庫ばかりを撮影した写真集である。ただし、漫然と写しただけではなく、ちょっとした仕掛けがほどこしてある。

見開きで左の頁には扉の閉まった状態の冷蔵庫が撮影されている。ぎりぎりのアップで撮られているわけはないので、冷蔵庫がどこに置かれているか、周囲の様子がどうなっているかがわかる。場所は台所とは限らない。タンスと並んで置かれていたり、台所以外の部屋に据えられていたり、ヌイグルミや電気釜や神棚が冷蔵庫の上に載っていたりする。扉の表面にいろいろなメモが磁石で止められていたり、シールが貼られていたり、生々しい傷や凹みがあったりする。

右の頁は、まったく同じ構図のまま冷蔵庫の扉が開かれた状態で撮影された写真となっている。ぎゅうぎゅうに食べ物が詰め込まれたものもあれば、缶ビールばかりが入っていたり、クスリの袋がしまってあるのがわかったり、惣菜をパックしたスチロールのトレイがひどく目立ったり、ほとんど空っぽの寒々とした状態であったりと、内部もまたバラエティに富んでいる。内部の様子が、扉を閉めた状態のイメージとずれていて違和感を覚えさせられる冷蔵庫も珍しくない。

さらに、写真それぞれには何の説明もなく、巻末にまとめて各冷蔵庫の家庭について家族構成や職業、家がマンションか木造モルタル一軒家か等の区別、おおよその住所などが記されている。読者は、写真を見ながら漠然とその家の経済状態や雰囲気を察し、家族のありようや主人の職業などを予想することになるが、巻末のデータを参照することで予想はしばしば裏切られ、軽い驚きや妙に納得した気分を覚えたりすることになる。

同書には評論家の佐野山寛太が解説を寄せているので、一部分を引用してみよう。

冷蔵庫が置かれているのは、そもそも「ウチの奥の方」だ。昔の家は、玄関の横に応接間があって、他人の「ウチへの侵入」を防いでいた。その「ウチの奥」に置かれた冷蔵庫。そしてさらに、その扉の中に隠されたいわば「ウチの奥の奥」までを、われわれは覗き込むのだ。肖像写真を見る体験が精神分析学を生んだのだとしたら、この体験は精神分析学ならぬ「生活」の深層分析学を生むのかもしれない。（中略）

冷蔵庫の「ウチとソト」は実に、その「うち」の生活のカタチや経済状態を反映し、かつその持ち主の性格や心理状態まで表現している。

日常生活が破綻するほどの痴呆ではないものの、毎日同じように魚のパックばかりを食べきれないほど買ってくる独り暮らしの女性（六〇歳くらいであった）を訪問したことがある。彼女のアパートは、まことに不思議な様相を呈していた。室内が、さながら商店の倉庫のような具合いになっていたのである。ことに冷蔵庫の中が印象的で、およそ生活臭に欠ける。

冷蔵庫には魚をはじめ、まったく同じ食べ物のパックがぎっしりと並んでいるだけだったのである。棚にも、同じ缶詰だとかインスタント食品の類が整然と並んでいる。そのくせ保管した食べ物には手をつけず、別に買った惣菜を食べたり外食をしていた。そこで保健婦が定期的に訪問しては、食品類の日付をチェックして、古くなったものを破棄していたのであった。保健婦としては、今のところ日々に支障はないけれども、お金の使い方としてはとうてい健全とはいえないし、このままでよいのだろうか、痴呆か否かの判断を含め、今後の処遇をどうしようかといったことが懸案となっていたのである。

その女性が同じ食べ物を常同的に買いつづけ、また倉庫さながらに蓄えずにはいられなかったのは、おそらく典型的な痴呆老人が食事を終えた直後に「まだ何も食べさせてもらっていない」と文句をつけるのと同じ心性に基づいているのだろう。すなわち食事の確保に対する不安感である。彼女の場合には、それがいささか特殊な形で表現されたということになるのだろう。確かに無駄な出費を重ねてはいるものの、彼女の精神衛生上はそれでかまわないとわたしは判断した。もちろん保健婦のフォローを前提としての話なので、支援体制については再考を要するけれど、いずれにせよいましばらくはこのままの生活をつづけさせてあげたほうがベターだと考えたのである。

不安に覆われまたいくぶん現実離れした彼女の精神状態は、見事に冷蔵庫の中身に反映されていたのである。このように「絵に描いたような」ケースはむしろ珍しいが、訪問先の室内はまことに示唆に富んだ光景を提供してくれる。

◉家という異界、好奇心という杖

嫁に対する悪意に満ちた妄想から、部屋中に嫁の悪口を詠んだ俳句を落書きのように黒いマジックで書き散らしていた老婆がいた。「虎落笛《もがりぶえ》　嫁が入れたる　水風呂や」といった調子（ちなみに虎落笛とは、冬の季語で、北風が電線を鳴らしてひゅうひゅうと聞こえる音を指す）の句があちらにもこちらにも書いてある。

もしかすると読者のなかには、わたしが面白さをねらって創作しているのではないかと疑っているかもしれない。が、これは実際に体験した話である。

「こりゃあすごいや」と眺め回しながら、実感のこもった句ですねえと世辞を言うと相好を崩す。うっ積し屈折した老婆の内面が、俳句のかたちで呪文のように壁じゅうに書かれた部屋に蟄居している老婆を「かわいそうな人だなあ」と思うと同時に、同居しているお嫁さんに同情せずにはいられなかったものである。

さして室内が乱れていなくとも、壁のカレンダーが一か月前のままだったりすると、当然のことながらここの住人はもはや世の中の流れから逸脱してしまっていることが想像されるだろう。家族の写真が飾ってあっても、そこに写っているのが誰なのかを尋ねると、答えられないことも珍しくない。分裂病の人では「電波」を防ぐために窓をすべて塞いでいたり、なぜかドアの鍵穴をことごとくビニールテープで被っていたり、理解不能な細工をほどこしていたりする。住人の精神状態に応じて、室内の様相はまことに我々を戸惑わせたり驚かせる。またその様相によって、我々は住人の心のありようや不安やこだわりを推察することが可能となる。

家は異界であり、そこには住人の心が無防備なままさらけ出されているのである。我々が患者の家を訪問し、室内へ足を踏み入れることは相手の心の中を訪《おとな》うことでもある。そこで出会うさまざまな光景は、ヒトの心と同じようにときとしてグロテスクですらあるだろう。そんなとき、「人間に対する好奇心」がなかったとしたら、おそらく我々の仕事は厄介で得体の知れぬ重労働でしかなくなってしまうに違いない。

II

家族という不思議な存在

——援助者が家族と向き合うとき

精神科の特殊性について

◉「本人が来なければ始まらない」とぼやいていたころ

わたしは大学を卒業してからの六年間を、産婦人科医として過ごしてきた。それから思うところがあって精神科へと鞍替えをしたのであるが（べつに医療事故を起こしたとか、訴訟沙汰に巻き込まれたとか、スキャンダルによってではない、念のため）、精神科医になってしばらくのあいだは、基本的に産婦人科医のころと診療の視点において変わるところがなかった。

なるほど産婦人科は外科系に属し、精神科は内科系というよりもむしろ医学から逸脱した印象すらある。精神科なんて文学の領域だ、なんて言い放つ人までいるのだから。しかしわたしの意識としては、いずれも「病気を患った人」のみを相手にするといった点では同じだったのである。患者がいたら、その患者本人を目の前にし、直接相手にしなければ診察も治療も成立しない、と。

出産を控えた妊婦に対しては夫ともどものフォローが必要であるとか、家族の態度や思いやり如何で「つわり」の度合いに違いがあるとか、不妊症の女性と夫や姑の心構えとの関連とか、マタニティブルーと家族の微妙な感情のすれ違いとの相関とか、障害児を出産した場合の家族のリアクションがいかに母親の精神状態や将来の生活に影を投げかけるかといった点について、体験的にある程度は理解していたものの、やはり患者の登場しない医療などとうていあり得ないといった感覚に囚われていた気がするのである。いいかえれば、本人と相対しなければ自分の仕事を全うしたという充実感ないしは手ごたえを覚えることができなかった。

同様に、精神科医になりたてのころには家族が相談にきても、「そんなこと言われても、本人を観察しなくちゃどうにもならないなあ」と内心ぼやいていたのである。大学の医局そのものが、そのような発想のもとに運営されていた気がする。そもそも家族だけ相談にきても、病名がつかないからカルテもつくれない、したがって料金も請求できないし医者としても「もどかしい」思いをするばかりで迷惑なだけ、といった雰囲気があったように覚えている。

◉初めの三分の一をどうするか

精神科にはいくつもの特殊性があげられようが、そのひとつとして、患者が治療を受けたがらない場合が非常に多いといったことがある。つまり、狭い意味での治療——投薬や精神療法や入院など——のスタート地点にすらたどり着けないケースが少なくない。いくぶん大げさな言い方をするなら、患者本人が治療の場へ登場するだけでもう問題の三分の一は解決しているとわたしは考えている(たとえ当人が最初から自主的に受診する場合でも、医療機関へ行こうと腹を括ったこと自体に大きな治療的意義を見出すべきである)。

ちなみに、あとの三分の一は狭義の治療(すなわち薬物療法や精神療法など医療機関でなされる行為)、さらに残りの三分の一は社会復帰へのアプローチ(これは狭義の医療機関のみならずあらゆる社会資源がかかわりをもつことになる。極論すれば、疾病への理解といった点では世間のあらゆる人びとが関与すると言うことすらできよう)であり、これらがすべて合体することで問題解決のプロセスの全貌が明らかとなる。

大学病院にいたころには、この最初の三分の一をいかにクリアするかについてわたしはまったく方法論をもっていなかったのである。

ヒントを得るに至ったのは、精神保健福祉センターへ勤めてからである。そこでの活動を通して二つの重要な発想法を学んだ。第一は、痴呆老人の家庭を訪問することによってであった。第二はアルコール問題への対応によってであった。

裏技としての家族対応

◉思わぬ愛想よさに拍子抜け

まず痴呆老人の家庭訪問の件から話していこう。

介護保険制度ができる前から東京都には、精神保健福祉センターから医師と看護婦のペアが直接家庭訪問をして見立てをおこない、必要に応じて都が確保している痴呆老人病床へ優先的に患者を入院させるといったシステムがあった（通称、「痴呆老人班」）。ケースは直接各家庭からは受け付けず、保健所やケアセンター等を経由して依頼を受けたものに限られている（すなわち、地域の第一線でフィルターにかけたケースのみを扱う。そうしないと物理的に訪問活動が増えすぎて処理しきれなくなる。またこのようにすることで、必ず保健婦やワーカーが当初から関与することになる）。

で、この老人班による訪問活動をおこなっていたとき、わたしはしだいにひとつのパターンに気づくようになったのである。

そのパターンとは、いざ実際に家庭を訪問してみると、あらかじめ電話や書類で知らされていたほど老人の病状がひどい場合は少ない、ということなのであった。訪問要請があるほどに状態が激しく切迫して見えるケースは、予想外に少ないのである。

精神保健福祉センターへ要請が回ってくるのは、なんといっても夜間せん妄が多かったと記憶している。次が徘徊や暴力といったところか。いずれにせよ、家族が疲れ果ててしまう状況を呈するに十分な症状ということになる。だから惨憺たる光景を予想して訪問してみると、案に相違してくだんの老人はけっこう穏やかな顔で当方を迎えてくれたりするのである。「よくいらっしゃいました」などと、愛想よく挨拶をしてくれる痴呆老人までいたりする。

老人班活動を開始した当初は、訪問要請に添えられた情報がかなり「サバを読んで」いたのではないかと訝《いぶか》ったものである。事前の情報と、いま目の前にいる老人の精神状態とは落差がありすぎる。

どうやらこの落差には家族も気づくようで、訪問の場ではたいがい家族はあわてる。まるで自分たちが嘘をついていたみたいに思われては心外ということであろうし、入院させてもらうことを期待している場合がほとんどなので、ここで「こんなに具合いが安定しているならご自宅で十分に介護できるでしょう」と当方が帰ってしまったら大変だと焦るわけである。だいいち、夜間せん妄などで今までさんざん家族を振り回してきたくせに、いざ医者が訪問してきたらいやに調子の良いところを見せるというのでは、腹が立つし家族としての立場がなくなる、ということなのであろう。同席している保健婦も、気まずそうな顔をしていたりすることがある。

しかしわたしはしだいにパターンが呑み込めてきたので、「普段はもっと大変な状況だろうっていうのは、察しがつきますよ。今はよそ行きの顔をされているだけだっていうのは、わかっています。ちゃんと割り引いて考えますから大丈夫ですよ」と答えるようになっていた。
いったい、それはどのような根拠に基づいた発言なのか。

◉家族の「空気」を反映する痴呆老人

家族だって、痴呆老人があれこれ問題行動を重ねれば当然なんらかの対策を講じようとする。手をこまねいているわけではない。親戚に泣きついてもみるだろうし、顔見知りに相談してみたりもするだろう。

が、イエローページで調べてとりあえず痴呆を扱っているらしい病院へ電話を入れてみたら、素っ気なく「ベッドは半年待ちです」と言われて鼻白んだり、「とにかく外来へ連れてきてくれれば、診るだけは診ますけどね」などとうそぶかれたり（連れていくだけでも容易じゃないのに、入院させてもらえるアテもなく連れていくなんて冗談じゃない！）、啓蒙書をひもといてみるもののちっとも具体的なことが書いてなくて困惑したり（これじゃあ、医学書でも実用書でもなくて、ただの道徳書じゃないか！）、といった具合いである。

そうなると家族としては絶望的な気分になる。家庭内には、行政や医療や福祉に対する不満や怒りや苦々しさ、老人に対する嫌悪感やうっとおしさ、さらにはそんなことを感じてしまう自身に対する罪悪感や自己嫌悪などの入り混じった複雑な感情が生じ、しかも介護者の疲労やストレスとも相まって、穏やかならぬ空気が漂うようになる。苛立ちと焦燥、自分たちの不運を反芻するしかない閉塞感とで、家庭内の雰囲気は張りつめ、緊張したものとなる。

痴呆老人というものは、なるほど理性や論理の部分では情けなくなるほどに能力を失っているということになろう。現実検討力もない。だが、感情面においては瑞々しいものを残していることが普通である。となると、かれらは家庭内の緊張した雰囲気、ただならぬ不穏な空気を敏感に肌で感じ取ってしまう。

しかしそれを感じ取っても、なぜそんなことになったのかまでには理解が及ばない。かれらは緊張した空気に共振し、不安や困惑に駆り立てられ、浮足立ち、そのあげくに問題行動を激しくするといったかたちで感情のざわめきを表出してしまう。それは吃音の人にプレッシャーが加わると、ますます人前で吃りやすくなることに似ているだろう。あるいは児童虐待のメカニズムにも相似するだろう（たいがいにおいて親は躾けのためと称して子供へ暴力を振るい、それにおびえ狼狽した子供が浮足立ってまた問題行動を起こして……といった悪循環がエスカレートして虐待に至るのである）。

かくして緊張した空気におびえた痴呆老人たちは、その精神の揺れからよりいっそう周囲を振り回す。夜間せん妄に拍車がかかったり、輪をかけたように落ち着きがなくなったり、意味不明の余計な振る舞いをしてなおのこと家族の負担を増やしたり等々。家庭内の緊張した雰囲気と老人の問題行動とが、一種の悪循環を形成してしまうわけである。

そんな神も仏もない状況において、保健婦やヘルパー等が関与し、ついには当方へお呼びがかかるに至る。医者が診にきてくれる、必要ならばちゃんと入院の手筈を整えてくれるらしい――そんな安心材料が家族へもたらされる。すると当然のことながら、今まではお先真っ暗な気分でいた家族は、微かながらも闇の彼方に明かりが見えた気持ちになる。それは心のゆとりとして作用することになる。

◉「家族のゆとり」が痴呆老人の落ち着きを引き出す

もともと家族の苛立ちや緊張は、むしろかれらの不安感や「なぜわたしたちがこんな目に遇わなくちゃならないの？」といったやり場のない被害者意識、現状に対する無力感やその反動としての怒りに基づいている。そういった意味では、家族は自らの想像力と感受性そのものによって自分たちを追い込んでいる部分がかなり大きい。ヒトはしばしば自らの取り越し苦労と被害者意識とによって押しつぶされる。だからそのような要素は老人班訪問という予定がもたらされることで、大幅に軽減する。

家族に精神的な余裕が生ずれば、家庭内の緊張した空気はゆるむことになる。となれば老人の心もそれに連動してゆとりが生じ、問題行動も減る。周囲を振り回す度合いが低くなる。そうなれば家族も心がなごむ方向に言動が変わっていく。今までは悪循環で回っていたのが、今度は逆に良い向きに状況が回りはじめることになる。

老人班が訪問要請を受けてから実際に出向くまでには、どうしても一週間くらいのタイムラグが生ずる。当方の予定に加え、保健婦の予定、さらには同席する家族の予定をうまくそろえなければならないので、実際には昨日の今日といった具合いにはいかない。しかしその一週間のあいだに、いま記したような善因善果が起きはじめている。

といった次第で、わたしが訪問するときには、まさか痴呆や問題行動がすっかり治っているはずはないものの、さしあたって事態がちょうど一段落した時期にさしかかっていることになる。

このようなメカニズムは、つまり当人へ直接アプローチしなくとも周囲の人間の精神状態へ働きかけることで、少なくとも状況改善の糸口をつかみ得ることを示している。もっと具体的に言うなら、家族に心のゆとりをもってもらうということは予想以上に効果的な「患者への働きかけ」なのであり、それは専門家による支持的なフォローや適切な知識や情報の提供によって、家族の被害者意識やマイナス方向への想像力がいたずらに膨らんでいかないよう努めることなのである。

我々は、いわば裏技として家族へアプローチすることによっても、問題解決への第一歩を踏み出すことができるのである。

閉鎖病棟のこと

◉「動じないこと」の治療性

現在わたしが勤務している病院には開放病棟も閉鎖病棟もあって、閉鎖病棟のうちでも比較的患者さんが自由に出入りしている病棟と、かなり出入りに厳重な病棟がある。当方が担当しているのは後者であり、急性期病棟ならそれも無理からぬところであるが、慢性患者を主に収容しているにもかかわらず厳重なのである。

というのは、他の病棟では暴力や衝動行為が激しくて扱いきれなかったり、治療抵抗性というか、いくら投薬や精神療法を重ねても安定しないといった男性患者ばかりを集めているからなのである。疾患のベースに人格障害があり、それがためにまことに扱いにくい患者も多い。

少なくとも医療者サイドからすれば「厄介な」患者ばかりなのである。残念なことに退院のメドが立ちにくい人たちが多い。が、ならばそんな患者ばかりを集めた病棟が殺気立ってトラブルの連続かというと、けっしてそうではない。意外にも、病棟内は穏やかなのである。

これは病棟の作りが影響している。まず、構造そのものが頑丈にできている。それをもって監獄のようだと悪口を言うことはいくらでも可能である。しかし往々にして患者は、堅固な作りに対して逆に安心感を覚える。幻覚や妄想はしばしば「外部」から何者かが侵入して危害を加えるといった不安感を呼び覚ます。精神病の患者の少なからずが自宅に立てこもりがちなのは、そうした理由によってである。頑丈な病棟を、おしなべて我々は「外に出づらい」と理解するものだが、逆に患者にとっては安全で守られた場所と感じることが稀ではない（べつにすべてのケースがそうだと強弁する気はないが、一般的な感情を安易に当てはめると勘違いをしかねないことを言っておきたいのである）。

しかもわたしの担当している病棟は、スタッフが全員男性である。熟練しており、暴力沙汰を含めどんなトラブルが起きようとも動じることがない。患者が不穏を呈しているときに、スタッフも動揺すると、たちまち相互に共振して事態はいよいよ緊迫したものとなる。たとえ内心はうろたえていても、それを露わにすることはまずい。となれば、どうしても女性スタッフでは限界がある。

なるほど患者からすれば女性スタッフの母性的なるものがもたらす安心感は大切かもしれない。しかし、それよりは相手をがっしりと受け止め決して腰の引けることのない男性スタッフのほうが、かえって頼もしい気分を与えてプラスに作用するようなのである。

◉悲観的な人はこの仕事に向いていない

閉鎖病棟といったシステムの是非とか、患者を閉じ込めることに対しての異論があることは承知であえて書くのであるけれど（わたしは閉鎖病棟の存在とか男性スタッフのみで構成されている病棟の存在を手放しで肯定しているわけではない。問題は山積みである。ただしそれ以上の論議を述べずにおくのは、本書の読者が現実はきれいごとで済まないことを十分に承知しているだろうことを前提としているからである）、ここで肝心なのはスタッフが動揺しない、堅固なハードウェアによって余計なパラメータが関与しない、このことが大いに患者の精神安定に寄与しているといった事実なのである。

それはさきほどの痴呆老人について、家族の心のゆとりが間接的ながら患者本人の落ち着きを引き出すといったメカニズムと共通するものであろう。さらにそのことを敷衍《ふえん》するなら、ケースに関与する我々自身が最初から及び腰であったり自信がなかったりすれば、それが問題解決を困難にする要因になりかねないということである。

おそらく我々の仕事には、悲観主義的傾向の人は向いていないかもしれない。いささか能天気なくらいのほうが、かえってスムーズに事が運ぶかもしれない。

悲観主義者でなくとも、自信のなさを誤魔化すために自分で勝手に被害者意識を覚え、ケースを持ち込んだ相手に攻撃的な態度をとるような医療関係者や福祉関係者を見かけることがある。ヒステリックな理想主義、非現実的な潔癖主義を唱える人は、おおむね自信のなさを無意識のうちに隠蔽しようとしているものである。率直なところ、わたしはこういった人たちのミもフタもない言動にさんざんうんざりさせられてきた。責任を負わない似非《えせ》ヒューマニズムなど小学生でも唱えられる。

だれでも最初のうちは自信がないのが当然であるし、といってむやみと自信満々なのも困る。ただし経験によってそれなりの方法論は体得されてくるものである。謙虚さを欠き、他人を非難し攻撃することによって自分自身の不備を誤魔化そうとするような寂しい人間にだけは、なりたくないものである。

ちなみに、わたしはどちらかといえば悲観主義的傾向がもともと強い。ただし、こと仕事になると、ある種の確信犯的な強さを発揮する。というか、そうならざるを得ない。そうでなければ仕事が全うできないのだから。

だからわたしのことを、内心、苦々しく思ったり図々しい奴だと思っている人は少なくないだろう。ただし言動に対してそれを表面的にしか読み取れないような人間は、しょせんは精神科や福祉にまつわるデリケートで屈折した仕事には向いていない。そんな人はせいぜい「小さな親切、明るい社会」のレベルでしか関与すべきではあるまい。

アルコール問題への対応から学ぶもの

◉「当人不在でもOK」のインパクト

昨今は、アルコール問題ひいては依存症への対応法は、少なくとも理屈のうえからは広く医療や福祉関係者に浸透しているように思われる。

アルコール問題への理解にはいくつもの視点があろうが、わたしにとってもっともインパクトがあったのは、必ずしも酒に溺れている当人が登場しなくとも、ちゃんと問題に対するアプローチが図れるという事実であった。自分にとってこれはまことに意外な話として、素朴な驚きをもたらしたのである。

病院、保健所、福祉、その他さまざまな機関へ相談に訪れた人物A（たいがいは家族、ことに妻である）をこそ、まずはアプローチへの焦点とすることで問題解決への第一歩を踏み出せる。本人が登場しないからその時点でお手上げ、というわけではないのである。

なぜならトラブルや暴力や失敗を重ねるくだんの飲酒者当人を、人物Aは困りつつもけっきょくは

「現状維持」の方向で支えてしまっているのが常だからである（そのような人びとは、現状維持を可能[able]にさせる[en-]人ということでイネーブラー[enabler]と称されていることを既に読者諸氏はご存知のことだろう）。その仕組みを理解させ、現状維持の方向に作用する振る舞いをストップさせる。すぐには飲酒者当人にまでは手が届かなくても、Aの心構えしだいで現状には少しずつ変化を及ぼすことが可能となる。

Aは、世間体だとか「夫が会社をクビになったら困る」「酒さえ飲まなければ優しくていい人なのに」「わたしがいなかったら、この人は本当に駄目になってしまう。わたしが頑張って、今度こそ幸福を築き上げねば」といった思いによって、じつはそんな都合の良い方法がないことなど知っているくせに、いつしか飲酒者を更生させる魔法の方法に出会えるだろうと、そんな夢想をするばかりで実際にはただ現状に甘んずるだけの生活へと陥ってしまっている。

現状維持ではどうにもならない――Aも内心そんなことはわかっているのだが、現状を崩すことを決心するだけの度胸も自信もないし、また本当にそれが有効なのかそれともかえってマズイ方向に行きかねないのかの確証も得られず、途方に暮れている。

そこでこれまでのAの自己欺瞞を改めさせ、Aが自分自身を肯定できるようにさせられれば、二次的に飲酒者当人へも影響が及ぶ。飲酒者当人とて、やはり自分が間違っていることは薄々感じているわけで、ただしAが結果として自分を支持してくれているから、その居心地の良さに安住して飲酒を重ねている。だから、おどおどしながら夫の顔色をうかがうばかりであったAが腹を据え、堂々と本人なりの生き方を始めたとしたら、飲酒者はこれまでAのおかげで顔を背けて済んでいた現実へ、直面せざるを得なくなる。

Ａの態度や心持ちが変化すれば、必然的に飲酒者も生き方を変えざるを得なくなるのである。そのためにもしかすると、飲酒者はＡに攻撃を向けてくるかもしれない（そのときには逃げろ、と教える。当たり前のことのようだが、逃げるという覚悟を決めさせることだけでも、これはＡに対してひとつの決定的な意識改革であり、人生再建への第一歩につながる。これまでは、ただやみくもに暴力におびえるばかりか、自分さえ暴力に耐えればなんとかなるなどと考えていたのだから）。ますます飲酒者は自棄的となり、自己破壊的方向に突き進んで、命すらを失ってしまうかもしれない。

だがたとえそうなったとしても、少なくともＡに自身の惨めな生き方を気づかせ、精神的視野狭窄状態から解放させ、新たな人生を踏み出させるだけの気概をもってもらうようにすることは可能だろう。Ａが巻き添えを食うことはなくなる。泣き寝入りの不毛な人生からの離脱が可能となることだろう。

◉アルコール問題に学んだ七つのポイント

わたしなりにアルコール問題から学んだことは以下の七点であった。すなわち——

❶患者と家族とは、無関係な立場にはない。患者そのものへアプローチを直接図ることは困難であっても、間接的ながら家族へアプローチを図ることによって、連鎖的に患者へ手を差し伸べることが可能となる。

❷本当のところ何が問題か、何がいけないかを、誰もが内心ではうすうす気づいている。が、種々様々な思惑によってそうした気づきは隠蔽されてしまっている。

❸腹を括らせることの意味。

❹知識や体験談の重要さ。
❺仲間の存在の大切さ。
❻まことしやかな理屈や論理はただひとだけではない。いくつもの似非《えせ》理論が成立し得る。
❼誰のための問題解決か？　誰のための幸福か？

これら七点について、それぞれ解説をしていきたい。

「思い込み」の諸相

●家族をテコにする

まず❶である。これこそがわたしに素朴な驚きをもたらした事実であり、また精神科に特徴的なことなのであった。息子の代わりに母親が虫垂炎の手術を受けに病院へ行くといった話は馬鹿げているけれども、それに似たシチュエーションが精神科ではある程度成立するということなのだから。

これに関連してわたしは既に、老人班で訪問をすると痴呆老人は予想外に精神状態が安定していることが多いといったエピソードをあげた。また閉鎖病棟が患者を落ち着かせるといった逆説的な作用についても語った。患者を取り囲む雰囲気、漂っている空気のはらむ緊張感、家族の不適切な思い込みや心のゆとりの欠落が、二次的ながらも当人の精神状態や病状に働きかけるものは大きいのであった。

だからこそアルコール問題においても、問題を持ち込み相談に訪れた家族を対象にアプローチを図ることで現状に変化をもたらせしめ（つまり雰囲気や空気やちょっとした態度や判断といったものが変わるようになる）、やがて問題全体を改善の方向へ導いていくことが可能となるのであった。家族という絆、同じ屋根の下に住むという密接なかかわりをテコにして、当人への遠隔操作が可能となる。こうした点については、後でさらに論じたい。

◉言語化の効用

❷も見逃せない。ヒトは、胸の奥でそっと思っていることでも、それを「他人を介して」言語化することでやっと納得をすることができるものなのである。早い話がカウンセリングである。カウンセリングの場で、患者が想像だにしなかった奇想天外な話が飛び出したり、目を剝くような指摘がなされるなんてことはまずないのである。漠然とながらそう思い、しかしそれを認めたくないとか考えたくないといった意識が働き、そのまま保留事項とされていたことに決着をつける必要が生じていることが多いのであって、だからカウンセリングの内容にはたいがい既視感めいた感情や、「ああ、やっぱり」といった気分がともなう。神経症にせよアルコール問題にせよ、最後には当事者が自らの力で治していくということの意味は、そのようなものなのである。

◉失うことを恐れない

では❸はどうか。腹を括らせるなどと書くと、あたかも安っぽい根性論のように聞こえるかもしれない。しかし、いったい腹を括れるにはどのような前提が必要なのだろうか。

まずは現状を受け止め、魔法の方法だとか「逃げ」は通用しないといった覚悟が必要である。地に足がついている必要がある。中途半端な態度で臨んでも効果は薄く、あっという間に解決するようなお手軽なものではないことも理解していなければなるまい。さらには、相応の方針とか方向づけがきちんとなされていなければならない。こめかみに青筋ばかり立てていても解決にはほど遠い。腹を括るには、得るものと同時に失うものもあるといったことを肝に命ずる必要もあるだろう。

アルコール問題に関して言うなら、最終的には離婚になるかもしれないし、三食昼寝付きといった意味での主婦の座を守ることは困難になるかもしれない。飲酒者のほうとて、現在の職や地位にしがみついてはいられないかもしれない。誰も傷つかず、なんら損失もなしに問題の解決をもたらすことはできない。それでもなお、現状を乗り越えていかなければと真剣に考えたときにだけ、腹を括るという言葉が立ち上がってくることになる。

援助者にとっても、腹を括るという言葉は必要となるだろう。自分の手は汚さず、口では連携と言いつつも実際には他人に押しつけるだけのやり方をしたり、他人を批判しても代案は出さずに偽善者ぶって「様子を見ましょう」などと事態を先送りしていても、それは小手先だけのやり方というのであって、けっして腹を括ったやり方ではあるまい。

◉腹を括るためには知識・仲間が必要

❹の知識や体験談の重要さ。これがあってこそ、腹が括れるということになる。たんなる特攻精神とは違うのだから。迷いを生じさせないだけの知識を得ていなければ、下腹には力が入らないだろう。また実例や体験談を知ることで、机上の空論ではないことを理解せねば自分の行動に対して自信はもてまい。民間療法の広告チラシには必ず「体験者の喜びの声」がいくつも載せられているが、ああいったも

のは、必要だからこそ掲載されているのである。内容の真偽はともかくとして。

❺についてはどうだろうか。問題を抱え悩んでいる人は、その問題の内容のみならず、けっきょくは孤独感にさいなまれる。こんなこと、誰にも話せないし、どうせいい知恵を貸してもらえるわけでもない。と、そんなふうに自らを追い込み、考えは煮詰まり、非現実的にすらなっていきかねない。第I章の二五頁で紹介したような事例も、孤独感がもたらした悲しい結末である。

精神科の外来をしていて、たとえば強迫神経症に悩む人が来たとする。訴えをひととおり聞き、わたしはとりあえず答えるのである。

「あなたみたいなことで悩む人はけっこう多いんですよ。まあ、自ら進んでそんなことを他人にぺらぺらしゃべる人は少ないですから、あなたのような症状の持ち主はあんまり世の中にはいないように思えるかもしれませんけど」

こんなことを答えただけで、当人はずいぶん救われた顔をすることが少なくない。十中八九、かれらは家庭医学書や雑誌の健康相談などで強迫症状が珍しくないことなど知っているはずなのである。にもかかわらず、実際に目の前の医師に「よくあるんですよ」と言われることで、やっと「ほっ」とする。そんなものなのである。精神分裂病について、家族会を対象に講演するときには、分裂病の頻度が約百人に一人ということを説明する際に、

「ちょっと駅前とか繁華街に行けば、たちまち我々は何百人という人たちとすれ違うわけです。だけど、いかにも分裂病だな、なんて思える人に遭遇することはまずない。分裂病の誰もが入院したり、ひきこもっているわけではないのですから、世の中に暮らし、すれ違っても気づかれない程度に回復している患者さんはかなりいらっしゃるわけです」

と説明すると、やはりずいぶん肩の荷が下りたような顔を家族はする。分裂病患者を一家に抱え込んでいる人たちは、そのような言い回しにさえ、敏感に反応する。あなたたちは孤独ではないというメッセージがもたらすものは、予想以上に大きいのである。

だからアルコール問題ならば家族や当人のミーティングへ参加することは治療戦略上きわめて重要となるし、分裂病の家族会といったものも、孤独感を払拭し知識や知恵を交換する場所、互いにぼやきあって憂さを忘れる場所、自分だけではないといった安心感を得るための場所としてきわめて大切となる。そのようなものがあってこそ、腹を括っていつづけることもできるというものであろう。

◉多様な「物語」を見つける――理屈なんてそんなもの

❻の「それを説明する理論はひとつだけではない」というのは、どのようなことであろうか。それこそ「問題を解決するには、とにかく本人が医療の場に登場しなければダメ」といった理屈も、一見論理的であり人を納得させる。ただしそれは外科や内科の場合であって、精神科においては事情が違ってくるのは再三説明したとおりである。

かつて飛行機が発明される以前に、空気よりも重いものが飛翔することはいかに不可能であるかをきちんと証明してみせた学者がいたそうだが、理屈なんてせいぜいその程度のものでしかない。だから根性で乗り切らなければ駄目だ、と強弁することもひとつの理論であるし、神を信じないから救われないのだと主張することも立派な理論である。理論なんてものはいくつでも並立し得る。そういった意味で、少なくとも心の領域においては、理論とはひとつの解釈というかポリシー程度のものでしかない。それを唯一無二の真実と思い込むのは大間違いである。

だいたい、精神科分野で通用するような理論は、むしろ物語と言い換えたほうが適切な場合が多い。例をあげるなら、アダルト・チルドレン（AC）といった概念である。個人的にわたしはACを自称したりそれに過剰に肩入れをする人びとを大いに嫌っているが、それはAC概念がいささか本人にとって都合の良すぎる物語であり、しかもACたちはそれを真実と見なすことしかしようとしないからなのである。ひとつの解釈としては認めても、だからかれらに特権を与える理由にはならないのに、そのあたりに思い違いが起きているように感じられてならないからなのである。

そんな次第で、本書で述べていることも真実といった大げさなものではなく、むしろひとつの物語といえるかもしれない。ただし物語の多様性が指し示すのは、おそらくいかなる物語にせよ、それを拠り所として腹を括れるかどうかが大切ということであろう。安易な物語を選んで安住していては、ACを楯にして自己正当化を図ることと大差がないし、「あれが駄目だから……」「これが欠けているから……」と最初から諦めて何もしない態度につながりかねない。物語は、我々を勇気づけるためにこそ存在するのである。

そして❼について。これは問題への取り組みのゴールをどのようなところに設定するか、苦しい二者択一を迫られた場合の根拠をどのように置くかといった点にかかわってくる。第Ⅳ章であらためて考えてみたいと思っている。

以上七点、それらはせんじつめれば我々が陥りがちな「思い込み」の諸相を列挙し批判していることにほかなるまい。実際の場では、予想外に我々はバランスを失い、思い込みに囚われてしまうものである。

いやあな感じ

◉「これが普通なんだよ」――ブラックボックスとしての家族

家族もまた物語に生きている。ただしその物語は、ときとしてひどくグロテスクな様相を呈するのである。

精神保健福祉センターで仕事を始めたころ、わたしは虐待とか近親相姦といったケースが想像以上に多いことにたまげたことがある。とくに親と子供との性交などは、現実にはめったにあるものではないと勝手に考えていたので衝撃は大きかった。我が子を性の対象とする親の存在自体が信じがたかったが、それよりも被害者である子供のことが気にかかった。なぜなら通常、セックスは双方の合意のもとにおこなわれるわけだから、レイプ以外に、いまどきの都会の家庭でそんなことなど起きるはずがないと思っていたからである。

ところがたとえば父親と娘といったケースがあって、ではなぜ娘はそれを異常と考えなかったのか（彼女はちゃんと学校にも通っていたし、知能も正常であり友人もいた）、なぜ拒絶したり逃げ出したりしなかったのかと調べてみると、当方の常識の矮小さがわかってくる。何よりも家庭が一種の閉鎖社会であり独立した小宇宙であることの意味をわたしが痛感したからである。

ことに核家族化した現代においては、子供は閉塞した家庭の中で育てられ躾けられていく。もちろん外部からの干渉や情報の出入りもあるが、多かれ少なかれ家庭は一個のブラックボックスとして機能する。内部での秩序は、必ずしも世間一般の常識と合致するとは限らない。むしろダブル・スタンダードが成立してもそれを不思議と感じない心性が子供には植えつけられてしまうことが少なくないように思える。なぜ近親相姦が成り立ってしまうのかといった素朴な疑問に対して、被害者である娘は答えるのである、「小さいころから、それが普通なんだと思ってきましたから」。

これが普通なんだよ、誰だってそうしているんだよと父が囁けば、子供を洗脳しコントロールすることはときとして可能なのである（ついでに、このことを他人に言うと大変なことになるよ、一家は散り散りばらばらになっちゃうんだからね、と幼いうちから娘を脅しておけば秘密は絶対に漏れないのである）。

なにしろ子供には比較すべきものがない。何がマトモで、何が異常なのかを知ることができない。そんなことよりは、お父さんの機嫌を損ねないようにすること、それによって家庭内が円満となることのほうがはるかに大切といったいじらしい価値判断が働く。子供を便利な「道具」にしてしまうことは、そんなに難しいことではない。

子供が成長し、他人の生き方、他人の家庭のありようを知ることによって間違った思い込みが是正されることもあるだろうが、そうスムーズに認識を改められるほど人間の精神は単純ではない。一家団欒、円満な家庭といった物語を標榜することによって、常軌を逸したスキンシップがまかり通ってしまうこともまたあり得るのである。

◉「道具にされてきた」という思い

思春期になって突如子供が暴力に走ったり、わざと反社会的行為を重ねる理由のひとつに、「自分は今まで親にだまされてきた！」という怒りがあげられる。

親は多少の夢を託しつつも「子供のために」「将来困らないように」と躾けや教育をおこなってきた。ところが子供はある程度自我に目覚めてくると、それまではむしろ親を喜ばせ、親に褒められたいがために頑張ってきたことが急に馬鹿らしくなってくる。親の提示する物語に従うことが間違っていたかのように思えてくる。親の価値観や生き方を否定したくなる気持ちと併行して、親の言いなりになってきたことが屈辱のように感じられてくる。

しかも往々にして思春期にはさまざまな挫折が重なり、もはや親の期待に添いきれないといった事情が生ずるものの、それをおいそれと認めるわけにはいかない。なぜなら自尊心が傷つくし、自分の無力さを容認することは将来に対する不安をますます煽り立てることにもなるのだから。そこでかれらは、親が描いた「間違った物語」を今まで押しつけられてきたと怒り、荒れるのである。

かれらの荒れ方は、自己破壊的なのか親を困らせるためなのか（むしろ親がどんな出方をするのか〝試す〟ための場合も多いが）、あふれ出るエネルギーにふさわしいだけの野放図な物語を捜し求めているのか（かれらが悪に憧れがちなのも無理からぬことである）、本人にすら見当がつかない。

ただかれらは、とにもかくにもそれまで自分が参加していた家族という物語に対して「だまされた」といった感じ方をする。親は本当は自分のためを思って躾けや勉学を強要したのではなく、親自身の見栄のため、親自身の安寧のため、親自身の自己実現の代理人とするために自分を「道具」として利用していたのだと感ずる（困ったことに、それは必ずしも曲解とばかりは限らなかったりするのであるが）。

おしなべて思春期の人たちを相手にしていると、どうもかれらのやみくもな怒りや不満の根底には、自分は親や教師の道具にされてきたといった憮然たる感情が横たわっているように思えてならないのである。

◉ヒトが電卓に見える人――げんなり感の根源

さてここでわたしが語っておきたいのは、ある種の「いやあな感じ」、何か根源的な不快感にまつわる事柄である。

我々は他人を道具として用いることがある。もちろんそういった構図は上司と部下、客と店員、クライアントとカウンセラーなどさまざまなシチュエーションにおいて生じているわけだが、しかしだからといって相手を電卓だとか鋏だとかテープレコーダーといった品々と同列に思っているわけではない。相手を尊重し、立場や能力や知識に違いはあってもお互いに社会生活を営む人間だといった前提に基づいて仕事を依頼したりノルマを課す。いちいち礼を述べたり「ねぎらい」の言葉を口にするかどうかはともかく、それなりに相手を信頼し、期待し、ありがたく感じているわけである。それが健全な関係性といったものであろう。

ところがそれこそ相手を電卓だとか鋏だとかテープレコーダーと大差がないものと考え、相手が同じ人間であることなどにまったく頓着しない精神の持ち主がときおり存在する。

そういった人物は、当然のことながら礼儀を欠く。表面的には礼節を守っているように振る舞うことはあっても、基本的にまったく失礼である。相手を尊重などしていないから、ときとしてとんでもない要求を突きつけたり、驚くばかりに居丈高な態度を示す。無情であり残酷であり、品性を欠く。相手を戸惑わせる。こうした人たちはおそらく広義の人格障害といえるかもしれないが、いずれにせよときおり遭遇する。そして言うに言われぬ不快感を我々にもたらす。

本書でわたしは、自分の経験に基づいて読者へ少しでも役に立つ考え方やヒントになりそうなエピソードを提供したいといった思いのほかに、いわば仕事仲間同士として、漠然と気になっていたり「わだかまって」いるような曖昧なことについても俎上に載せて検討してみたいといったもくろみがある。それゆえにあえてマニュアル本的な体裁はとらずに雑談形式で執筆しているのだけれど、読者諸氏とて毎日仕事をしていくうちには、すっかり気分が滅入ってしまうことがあろう。

自分に非があること、つまりミスだとか技量の拙さとか、あるいは偶然がもたらす不可抗力なトラブルとか制度やマンパワーの不備といったことなら、これはまあ気の合った同僚と愚痴でもこぼしつつビールでも飲めばなんとか気持ちに折り合いがつけられよう。

しかし自分でもよくわからぬうちに、「え?」と困惑させられ、あれよあれよという間に事態がもつれてしまう場合がないだろうか。どうしてこんなまずい事態になってしまったのか、どこに自分の非があったのかと考えてもいまひとつ判然としない。どこかが大きく間違っている気がするのだけれど、その間違いがはっきりせず、自分なりに謙虚な気分になってみてもなんだかわけのわからぬ「いやあな感じ」ばかりがまとわりついてきて、しかしその感情の由来をうまく言語化しきれないがために仲間にも相談のしようがない、といったもどかしい体験である。

こういったケースには、えてして他人を平然と道具として扱う心性の人間が介在していることが稀ならずあるように思われる。少なくとも、わたしの経験からはそうである。

他人をまったく人間としては尊重せず、ただひたすら自分の思惑を実現させるための道具としてしか見ない人間というのは、じつに気味の悪い存在である。そういった連中は、普段はことさら反社会的な言動をするわけではないし、知性や判断能力は人一倍だったりするのでなおさら始末が悪い(かれらについて語れば語るほど、たんなる誹謗中傷をしているだけのように思われ、被害者のほうがむしろ悪者に思われかねなくなってしまうのである)。そしてこういった人物が、我々の訪問先にいたり、相談に訪れてくる相手であったときに、どうやら我々は自分の仕事を辞めたくなるほどにげんなりした気分に囚われる危険性が高まるような気がしているのだが、いかがであろうか。

他人を平然と道具としてのみ使い、いわば情性欠如的なトーンを秘めた人物というのは、ある程度の繊細さをもった人間に対しては根源的な不快感ないしは不安感をもたらす。ただしそういったことに案外鈍感な人物もいて、だから他人を道具としてしか見ない人にもちゃんと配偶者がいたりするのであるが、いずれにせよ相手を道具扱いするといった態度は多くの人間の心に揺さぶりをかける。さきほど述べた近親相姦の話のおぞましさや、思春期の子供たちのやみくもな怒りが「相手を道具扱いする」といった態度に関連していることを見ても、このテーマは予想以上に重要ではないかという気がするのである。

話が抽象的になりかけているので、以上を踏まえて、家族に関連してもう少し具体的に話を進めていこう。

理解しがたい家族たち[1]

◉治療を喜ばない人たち

たとえば自宅に痴呆老人がいて、あれこれと問題行動を重ねる。家の中は目茶苦茶だし、近隣にも迷惑がかかっている。あるいは精神障害とおぼしき家族がいて、自室にひきこもったまま何もせず、ときおり奇声をあげたり暴れたりする。そんなケースについて家族が相談を寄せてきたとしよう。どのように我々が振る舞えば、かれらは満足してくれるだろうか。

「そんなにお困りなら、入院できるように手配しましょう。きちんと診察を受けて見立てをしてもらい、治療を受けましょう」と提案すれば、相手は喜ぶだろうか。

必ずしもそうとは限らない。

「ええっ、いきなり入院なんて言われても……」と躊躇《ちゅうちょ》するかもしれない。「じゃあ、今すぐに連れに来てくれるのか、え?」とせっかくこちらが助け船を出しているつもりなのにわざわざ喧嘩腰で迫ってくる家族もいるだろう。「精神病院に入れたまま、一生出さないなんてつもりじゃないでしょうね」と突っかかってくる家族すらいる。いきなり入院費がどうのなどと本質からずれたことに妙にこだわり出したり、「親戚にも相談してみないとちょっと……」と、そんなことなら最初から一族郎党を集めて相談してくればいいじゃないかとぼやきたくなるような煮え切らぬ態度を示す家族もある。「近ごろは医療ミスが多いし、どんなもんなんでしょうな」などと、じゃあなたはどうしたいんだと反論したくなるようなピントはずれのことを口にして、およそ切実さの感じられない家族もいる。一筋縄ではいかないのである。

ある種の家族にとっては、入院の手はずを整えてもらったり、介護に来てもらったり、適切なアドバイスを受けたり然るべき社会資源を教えてもらうことは第一義ではないのである。それどころか、もし仮に痴呆老人だか精神障害者だかが「けろり」と治ってしまったとしたら大喜びをするかというと、けっしてそうではなかったりするのである。考えてみれば、これはなかなか不気味な人びとである。そしてそのような人たちには、他人を道具としてしか見ず、そのため介入することになった担当者がえも言われぬ「いやあな感じ」をたっぷりと味わわされることになったりするのである。

◉それがあなたたちの仕事でしょ!

いちばん生ぐさいケースを想定してみるなら、遺産相続のからむ場合があげられる。非常に手のかかる困った病人ではあるけれど、その病人を最後まで介護し看とった家族がいちばん多く財産分与を受けられるといったかたちの利害関係が背後にあったりするとき、かれらはわざわざそんな事情を我々に明かしたりしない。この場合、病人はまさに遺産と引き換えるための人質である。人質であっても、血のつながりがあるのだからそれなりに愛情があるかといえば、必ずしもそうではない。過去にあれこれと確執があったり、実際に家族がひどい目に遇わされていたりすることもある。

本当は顔も見たくない、野垂れ死んでくれても一向に構わないのだけれど、これまでの苦労と帳尻を合わせるだけの遺産を受けるためには、曲がりなりにも最後の面倒を見てやらねばならない。どうせ先は長くないのだからおとなしくしてくれればいいのに、この期に及んでもわたしたちに迷惑をかける。ちゃんと税金は払ってきてるんだから、さあ、あなたたちでさっさとなんとかしてちょうだい、わたしたちの負担を減らしてちょうだいよ。それがあなたたちの仕事でしょ!

こういった人びとは、当然のことながら非協力的である。多少はうしろめたさはあるので、いちおうは前向きな姿勢を見せようとしたりはするけれど、嫌々なのが手にとるようにわかる。そんなときに我々はどうしたらよいのか。

協力はしてくれないし金を出すのも渋る。我々に対しても失礼な態度をとりがちだし、訪問することには気が重くなるばかりである。が、足が遠のけば家族はクレームを人一倍訴えてくるに違いないし、我々を遺産相続のためのアリバイ要員としか考えていない連中なのだから、かれらと言葉をかわすだけでうんざりしてくるではないか。

じゃあとにかく一番の弱者である病人のみに目を向けていればよいのか。これまでさんざん記してきたように、精神科領域においては病人ただ一人にフォーカスを当てるだけでは不十分なのである。あまりにも能率が悪く、しかも家族から期待をされていない仕事に精を出さざるを得ないというのはつらいことである。

◉保留事項ばかりが積み重なる憂うつ

わたし個人の経験からすると、このようなケースはたいがいの場合に「うやむや」になってしまう。何度か訪問するうちに、家族から「風邪をひいたようなので病院へ連れていきます。ですから、もう当分は来てくれなくて結構です」といった遠回しの拒絶の連絡が入り、以後は成り行きがわからなくなってしまったり、「ご親切はわかりましたが、親戚の手を借りてわたしたちなりにいろいろやってみます」と、当初の相談とは矛盾するような断りを入れてきたりする。

おそらく、何度か訪問や指導を受けたかたちにして「やるだけやった」という実績をつくったことにして、あとはもともと病人へ手をかける気などないのだからお節介は御免だという発想なのであろう。我々に手伝ってもらったり情報を提供してもらったほうがかえって負担が減るし得《とく》だろうに、そういったプラス面よりは、むしろ家庭の秘密を隠蔽したいほうに気持ちが傾くのである。

それこそ病人をなんとかするための道具として我々を利用してくれればこちらとしても本望であるし

気持ちもスッキリするのに、理屈からしてどこか間違ったかたちで利用しようとするその態度に、我々は当惑とともになにか後味の悪さを覚えずにはいられない。しかしそれ以上に介入することは、我々の領分を越えている。これはけっきょくのところ虐待を見過ごすことにつながる可能性すらあるだろう。だが現実には手出しはできない。妙な義侠心を起こせば、むしろ我々のほうがまずい立場に追い込まれかねない。これをグロテスクと言わずしてなんと呼べばよいのだろう？

積極的に打つべき手はない。情報を同僚と共有し、何かあった際にせいぜいベストな対応が可能なように頭の隅に事情を留意しておくしかない。経験を重ねれば重ねるほど、我々はこのような「気がかりな保留事項」を心にため込んでいかざるを得ない。いつも「いい人」でいられる職業ではないのである、残念なことに。

理解しがたい家族たち［2］

●自己犠牲を生き甲斐にする人

ヒトに生きていく力を与える源泉は何だろうか。つまり「生き甲斐」である。当然、これは千差万別、人それぞれということになるだろう。生きるための原動力が「自分に酔う」ことである人は少なくない。それはいわゆるナルシストの場合もあれば、「自分を褒めてあげたいです」といった言葉に集約されるような頑張り方の場合もあるだろう。いずれにせよ、自分に対して肯定的にならないと、人生はつらい。

家庭がたんなる閉塞状況として作用してしまっているとき、家族の価値観はときに奇妙な形態をつくりあげる。

痴呆の老婆がいて、それを介護する中年の息子がいた。彼は独身で、地方の会社へ勤めていたが母を介護すべく辞職して戻ってきたという。ほかに兄弟はいるが、それぞれ家庭をもち、不況の昨今ゆえに糊口をしのぐのに精一杯であるという。介護をしている息子と母との経済状態がどうなっているのかは判然としないが、けっして豊かなわけではない。いちおう近所の内科医院から軽い眠剤をもらったり身体的フォローを往診で受けているらしいが、もちろんそれで万全というわけにはいかない。生活のリズムがまったく保たれておらず、それがためにいよいよ不穏が著しくなっている。老婆は攻撃的で、誰彼なく相手を口汚く罵る。こんな言い方をするのも気が引けるけれど、正直なところ、罵声を繰り出す彼女に対して「あさましい姿だなあ」と内心思わずにはいられなかった。

息子は、ほぼつきっきりで母親の面倒を見ているのである。夜も昼も関係なしに。食事も、排泄もきちんとこなしている。頭が下がると言いたいところだが、いったいこの息子にとって人生とは何なんだろうとわたしは疑問を覚えてしまったのである。

いまどき、独身の中年男が職を投げうって実母の介護に当たるというあたりから、いまひとつ理解しかねる。さきほどの話のように遺産が云々といったことなら、それはそれで理解は及ぶ。しかしそんな単純明解な話ではないらしい。

では、実母に対する愛情なのか。母を見捨てるわけにはいかない気持ちは、いくらわたしだって見当がつく。が、年相応のバランス感覚が身についているなら、自己犠牲に近いかたちをとらずとも母親の幸せを模索することは可能なはずである。こんなものは美談ではあるまい。彼の振る舞いは能率が悪すぎる。悲壮とか壮烈というよりは、要領が悪いだけにしか映らない。
息子はたいそう機嫌が悪かった。公共機関は何もしてくれない、見て見ぬふりをして金持ちばかりを優遇するといった地に足のつかぬ論をさかんにまくしたてる。見て見ぬふりといったって、現にこうして保健婦も医者も看護婦も出向いているではないとか思うのだが、彼の話は具体的な介護や治療には向かわないのである。
ワタシノ話ヲ聴ケ、ワタシノ苦労ヲ思イ知レ、ワタシノツラサニ頭ヲ下ゲヨ
——早い話が、それだけが目的で我々を呼びつけているのである。彼には、母の介護が大変であればあるほど、生きる手ごたえを感じることができるのである。そしてその苦労に対する証人として、我々は駆り出されているわけなのであった。

◉達成感というトロフィーは遠い

駆り出されること自体にはべつに腹は立たないし、面倒だとも思わない。自己流の理論でいくら当方を非難しようと、それもまた彼にとって一種のストレス解消なのだからかまわない。だがこのような歪んだ自己愛によって、まったく自己完結的に家族というユニットが営まれていくことに対して、わたしとしては痛々しい気持ちを覚えずにはいられない。あまりにも非生産的ではないか。

必死に実母を介護する自己に酔っているうちはまだいいが、その母が死去してしまったら息子は何を拠り所にして生きていくつもりなのか。あの年齢で、いまさら新しい生き甲斐を模索するのも容易ではあるまい。もしかすると確執のある同胞に対する当てつけといった要素が強いのかもしれないが、それにしてもコップの中の嵐みたいな話である。

この息子の生き方が否定されるべきなのか肯定されるべきなのか、それはわたしにはわからない。彼がそれで善しと思っているなら、それでかまわないといった考え方もあろう。が、医療や福祉がもっと介入することで、痴呆の母親はもう少し心安らかな生活を送っていける可能性は大いにある。彼女だけを見る限りにおいては、現状のままではまずい。が、息子のあまり健全とはいえない自己愛が今ではもっとも充足しているのであり、となればそれなりに家族としてのバランスは保たれ安定状態と見なすこともできる。

けっきょく、このケースもオープンエンドとして様子を見るしかない結末となった。わたしからすれば、あの息子は何が楽しくてあんな人生を送っているのかと思いたくなるが、それを言うなら何が面白くてアル中の妻でいるのかとか、文句ばかり言いつつなぜ現状を変えようと努力しないのかとか、世の中はたちまち疑問符でいっぱいになってしまう。我々は達成感というトロフィーを手にすることなど、なかなかできるものではないのである。

麻痺する感覚

◉イジメられた少年はなぜ家族に言わなかったのか

家庭というものは本来、安心して自分を無防備にすることのできる一種のシェルターである。暖かく守り包み込んでくれ、心を休めることのできる独立国である。だからこそ家庭はかけがえのないものとして大切にされる。

かつて学校で執拗かつ陰湿なイジメに遇って自殺した中学生がいた。あまりのイジメのひどさに、生きていくことがいたたまれなくなってしまったのである。ところで彼が自殺したとき、周囲の人びとはひどく驚いた。なにしろ彼は、およそイジメを受けて苦しんでいるとか、悲しい思いをしているとか悔しいとか、そんな素振りを誰にも見せていなかったからである。逆に、いかにも明るく、屈託なく振舞っていた。

大人たちは首を傾げた。どうして彼は助けを求めなかったのだろうか。教師にでも、家族にでも、とにかく相談さえしてくれればなんとか打つ手はあったはずだ。少なくとも、自ら生命を絶つといった手段を選ばなくても済んだはずであった、と。家庭ですら、イジメられている様子を皆目見せようとしなかったのは理解しがたい、と。

この話をわたしは誰か作家のエッセイで読んで記憶しているのであるが、エッセイの書き手は担当の編集者に不思議であると洩らした。するとその若い編集者は、意外にも、自殺した中学生がイジメのことを家庭ですら語らなかった気持ちが自分にはわかると答えたという。

おそらくその中学生にとって、イジメを受ける「外の世界」は苦痛に満ちたものであったに違いない。せめて自宅へ帰ったときだけが、彼には気持ちが癒される時間であったに違いない。もしもその大切な家庭で、彼がイジメのことを家族へ話したとしたら、そのことによってたちまち家庭はイジメという暗いエピソードによって「汚されて」しまうだろう。せめて自分の家だけは、そんな嫌な話題によって汚染されることなく無垢な世界として保持しておきたい。そんな心性によって、あえてイジメのことなどまるで別世界のような顔をしていたのだろうと語ったというのである。

わたしは少年の心の動きとしてそれは大いにあり得ることだろうと思った。ある種の奇妙な潔癖さに強いリアリティを感じたのである。家庭が心の拠り所になるからといって、だからそこから論理的に少年の行動を演繹してみせることは我々大人には叶わない。そこが人間の心の不可思議さであり、また人間は自分で理屈に則ったと思って行動していてもそれが他人から見て論理的であり納得のいくものであるとは限らないことをこの話は教えてくれるように思われる。

ひらたく言えば、常識がいつも通用するとは限らない。ことに家庭という閉塞した小世界においては、信じがたいことはいくらでも起きるのである。なぜならそこでは精神的な視野狭窄がもたらされ、また日常感覚すらが容易に麻痺してしまいかねないからなのである。

◉六〇リットルの腹水が目に入らない

日本犯罪学会の学会誌である『犯罪学雑誌』の六六巻四号を読んでいたら、「未治療で死亡した卵巣癌の一剖検例」という報告が掲載されていた（山崎元彦、的場梁次）。自宅トイレで意識を失ったまま死去した三四歳の女性に関する記事である。

彼女は身長一五六センチであったが、死亡時の体重は九九キロ、腹囲は一四〇センチに及んでいたという。驚くばかりに腹部は膨隆し、解剖により卵巣癌の広範な転移が認められ、さらには腹腔内には六〇リットル（！）に及ぶ腹水が貯留していたという。

彼女は死去する一年数か月前から腹部の膨隆と身体の不調に気づいていたが、受診をしようとはまったくしなかった。身体の動きがとれなくなると、それまで勤務していた会社を辞めて自宅へひきこもり、家人が医者へ行くように勧めても「医者へ行くようなら、死ぬ」と罵声を浴びせかけ、家族が医療機関へ連れていこうと促すと包丁を持ち出して自殺をしようとした。そのため家族は、刃物をいっさい家へ置かないようにしたまま、おっかなびっくり本人の様子をうかがうだけの毎日を送っていたらしい。転移や腹水貯留の具合いからおそらく相当の苦痛を本人は感じていたはずで（卵巣は腫瘍によって小児頭大にまで増殖していた）、報告ではこれほどに受診を拒んだのには幻聴やなんらかの妄想といった精神病理学的な背景があったのではないかと推測している（ただし彼女に精神科の既往歴はなく、また脳転移の可能性については記載されていない）。

自分の体重の一・五倍もある腹水を抱えて苦しんでいたというのに、いくら本人の言動が変であったからといって、受診への手立てを講じるよりも刃物を家に置かないようにするといった本末転倒の姑息的対処をとる家族に対してわたしは、不謹慎を承知で「こんなことが多いんだよなあ」と、妙に納得した気持ちにさせられたのである。

通常、我々は物事に優先順位をつけて処理をしていく。何を差し置いても真っ先に済まさねばならないこともあれば、暇なときにでもゆっくりと済ませてかまわない事柄もある。いずれにせよ、何が急を要し何が後回しでよいかといった判断をきちんとおこなえなければ円滑な社会生活は望むべくもない。ところがこれが案外と難しい。目先のこと、こだわり、どうでもよいのになぜか気になること、大切だが回避したいこと、知らんぷりをしてしまいたいこと、不安でそのことを考えるだけでも及び腰になってしまうこと――と、こういったことが錯綜して、理性はいとも簡単に隅へ追いやられてしまう。

第I章でわたしは、たとえば過食症を引き合いに出して孤独がヒトの感覚を容易に狂わせてしまいかねないことを記したが、家庭という閉鎖状況では、「家族単位での孤独」といったかたちで同様に世間常識から切り離された精神状態をつくりだすことがある。そのような意味においてわたしは、六〇リットルの腹水を抱えた卵巣癌の女性に対して包丁を隠すといった手立てしか講じなかった家人に、かえって人間的なものを感じてしまったのである。そしてそのような人間の判断基準の脆弱さを理解しなければ、我々は「支持」とか「共感」などと偉そうな言葉を口にするわけにはいくまい。

◉画用紙とフェルトペンも高いだろうが……

精神分裂病を発病し、幻覚妄想が活発なままほぼ終日自室へ閉居している女性がいた。治療歴はまったくなく、かつては水商売をしていたこともあるが、実家へ転がり込んだまま居ついてしまい、今ではもはや中年を過ぎていた。

二階の一室を根城にして、窓から顔を出しては隣人が梅毒であるとか庭には死体が埋まっているとか、穏やかならざることをわめきたてる。わめいていないときには、画用紙にフェルトペンで螺旋のような模様を描きつづける。赤と黒とのフェルトペンを使い、一見したところは筆記体による英文か、さもなければ我々が電話をかけながら手近なメモ帳に無意識のうちにボールペンで描いた落書きのような、つまり意味があるのかないのかも判然としない模様をひたすら描きつづけるのである。描いた画用紙は、どんどん壁に貼っていく。窓にも貼り付けていく。わたしがその患者の部屋へ入ったときには、部屋中にびっしりと貼られた二色の螺旋模様にそれこそ眩暈のする思いであった。現代アートを凌駕する異様な迫力に満ちていた(この行為は、おそらく外部から自分を脅かすような妄想の産物が侵入してくるのを防ぐための一種のマジナイ、あるいは注連縄《しめなわ》のような役割を果たしていたのではないかと思われる)。

ところで一階に寝起きをしていた両親と面談をしたとき、わたしは「あの人(患者のこと)について、何がいちばんお困りでしょうか」と尋ねてみた。両親としては、患者に対してどのような認識をもち、どのような処遇を第一に望んでいるのかを知る手がかりを得るべく、尋ねてみたのである。すると老いた両親はとんでもないことを言うのである。

「何が困るって、そりゃああんた、画用紙とフェルトペン、あれにかかるお金が馬鹿になんないんだよ」。

両親にとっては、隣人へ罵詈雑言をわめきたてることとか（もはや隣人とは険悪な仲を通り越し、患者宅は一種の村八分状態となっていた）、正気の沙汰とは思えぬ暮らしぶりがどうしたとか、どうにも治療につながらないといったことよりは、毎日消費される大変な量の画用紙とフェルトペンの代金のほうがはるかに切実な問題となっていたのである。両親がいつもそれらを買い与え、もしストックがないと患者が暴れるといった事情があるにせよ、かれらの発言の浮き世離れした調子にかれら自身はちっとも気づいていない。

他人には異様に映っても、しばらくするとそんなことに対して家族の感覚は麻痺してしまう。異常なりにどこかでバランスが保たれてしまう。家族から「なんとかしたいのだが」と相談がもたらされるときには、異常を異常と認識しているだけでも評価に値するのである。まだ感覚が麻痺しきっていないのだから。

◉病気より結婚

さらに別な分裂病のケース。これもまた女性であったが、発病はちょうど二〇歳のころであった。一人娘であり、両親は自宅で零細な加工業を営んでいた。最初のうちは、娘はまさに分裂病としては定番の幻覚妄想を口にしたり暴力を振るうこともあったらしい。困った両親は、断腸の思いで比較的近くにある精神病院へ相談に行った。対応してくれた精神科医は状況をきちんと聞き出し、おそらく娘さんは精神分裂病であり入院が必要だと説明したらしい。ところがここから先が両親の話にはバイアスが加わるのであるが、

「先生は、この病気になったらもう結婚は無理だっておっしゃったんです。酷いことを言うなあと思って、それでもう病院なんかには頼りたくない気持ちになってしまったんですよ」

医師が唐突に、分裂病になったらもう結婚は絶望的だなどと語ったとは考えにくい（分裂病と結婚との問題に関するわたしなりの見解は、次章で語りたい）。

おそらく病気の経過や予後について説明をしている過程において、両親がこの子は人並みに結婚ができますでしょうかといった質問を発し、それに対して医師は言葉を濁したり「そう簡単にはいかないのが実情でしょうね」といったニュアンスの返答をしたのではないだろうか。だが両親にとっては、疾患に対するイメージを把握することよりも、年ごろの娘が果たして無事に嫁ぐことができるかといったことのほうが、もっとも気がかりなことだったのであろう。とにもかくにも結婚すればなんとかなる、子供ができればなんとかなる、といった発想をする人たちは存外に多いものである。

結婚について自分たちの懸念を医師が払拭してくれなかったがために、両親にとってはたとえどんな言葉で医師が語ったのであろうと結果的には「この病気になったらもう結婚は無理」といった酷薄な宣言と受け取られてしまった。そして落胆のあまり、もはや医療は信用できないといった心持ちへと発展してしまったのである。

幻覚妄想が自然鎮静すると、この娘はなぜか玄関に布団を敷いて寝てばかりといった不可解な生活を送るようになった。誰かが訪問してきても、娘が昼間から玄関に布団を敷いて寝ているのではさすがに

困る。そこで玄関は事実上封鎖し、客が来ても勝手口から入ってもらうといった不自由な生活を両親はおよそ一〇年にわたってつづけた。二〇歳台をまるまる未治療のまま無為に過ごさせてしまったというのは、非常にまずい対応である。そのことで両親を責めることはいくらでも可能である。しかし両親なりの愛情や思い入れを考慮するなら、この誤った判断を責めることは誰にもできまい。

このケースにおいても、ものごとの優先順位にまつわる問題がクローズアップされてくるわけである。またインフォームド・コンセントの難しさも痛感される。正しい内容を伝えればそれが正しく理解されるとは限らない。先入観やこだわりや懸念によって、語られた内容はどのようにでも変容してしまう。我々の仕事は、将来においてもけっして機械に肩代わりしてもらえるような性質のものではないのである。

ダブル・スタンダードということ

●「複式簿記」は生活の知恵

複式簿記という言葉が精神医学にはある。分裂病の患者が妄想の世界と現実の世界とを共存させたまま結構うまく生活しているさまを形容したもので、たとえば自分は天皇の隠し子であるとかノーベル賞級の大発明をしたなどといった妄想を抱いているくせに、実際には生活保護の身に甘んじていて、にもかかわらず妄想と現実とのギャップに対してなんの疑問も矛盾も感じていないような態度を指す。

読者諸氏の多くは、仕事でかかわりをもつこととなったそのような患者さんたちの顔を、あれこれと思い浮かべることができるのではないだろうか。また新人の保健婦さんが複式簿記のありように困惑し、どのような態度をとったらよいかと迷うことも珍しくあるまい。

しかし無理に妄想と現実とを統合させる必要はないのである。帳尻が合わないと気になって仕方がないのでは、ヒトの心は理解ができない。人格障害に近いレベルの人たちが「今のわたしは本当の自分じゃない！」と日々の生活ぶりと自己評価との落差に苛立ち被害的となっている様子に引き比べれば、複式簿記で生きているほうがよほど健康的な姿であろう。

あまりにも一貫性にこだわることは、強迫症的である。普段は偉そうに説教を垂れているくせに、電車に乗るときには平気で割り込みをしたり、道に紙屑や吸殻を捨てても平然としているような輩はいくらでもいる。まあこういった人びとはたんなる恥知らずなだけかもしれないが、いずれにせよ我々が、主義やポリシーに照らしてみれば矛盾としか言いようのない行動をとるのは日常茶飯事である。我々はじつにいい加減なのである。規則であろうと倫理であろうと、いくらでも使い分けて何食わぬ顔をしていられる動物なのである。

家の中に精神を患った人がいて、そのために家庭が相当にアブノーマルな状態を呈していたとしても、だから家族が家の外で常識にはずれた様子を示すかというと、むしろそんなことは少ない。自宅へ戻れば玄関に娘が布団を敷いて一〇年も無為に過ごしていようと、自分の体重をはるかに越える腹水を抱えた病人が居間で目をぎらつかせていようと、家人は一歩外へ出れば少なくとも普通に買い物や仕事などをこなせるのである。

それは家庭内で感覚が麻痺してしまっていると説明することも可能だし、人間はいとも容易に家の内外で精神を切り換えることができるのだと説明することも可能である。ダブル・スタンダードは、おそらく人間が身につけた本能的な生活の知恵なのである。

◉論理の理解、非論理への共感

こんなことをわざわざ述べるのは、我々が家庭を訪問し介入を図るときに、たとえそのようにすることを家族が希望していたとしても、必然的にダブル・スタンダード状態をひとつに統一する作業をおこなうことになり、すると家族は予想外の反発をすることがしばしば起こり得るからなのである。

わたしの経験からすると、人間は現状維持に固執する。たとえ現在の状況が悲惨で不都合で困った状態にあったとしても、それをあえて打ち崩して別なステージの生活を始めることにはかなりのエネルギーを必要とする。それは予想以上に大きな負荷なのである。あれこれとこちらが提案し、協力を求めるうちに相手がしだいに腰を引いていってしてまう体験は誰もがもっているのではないだろうか。

けっきょくのところ、我々の仕事は相手の利益を思って誠実かつ丁寧に進めていっても、相手にとってはかなりの圧迫感や威圧感を与えかねないことがあるように思われるのである（ときには破壊的ですらあるだろう）。だからそこで一歩引き下がるのか、いやむしろ一挙に気合で押し切ってしまったほうが最終的には幸福な事態となるのか、そのあたりの判断はかなり難しい。ただし、最後にはどちらかに決めねばならないのである。

だからこそ問題は一人で抱え込まずに同僚と共有し、さまざまな視点をもった人びとと連携を図らねばならないことになる。おそらくそのようなときには狭量な主義主張は意味をもたない。どれだけ場数を踏んだかといったことや担当者の人柄といった、どこか非科学的な要素のほうが大きく作用するような気がしてならない。論理の理解と非論理への共感の双方がなければ、適切な判断は下せないだろう。

戦略対象としての家族

◉まずは家族に心の余裕をもってもらうこと

家の中は、世間とは多かれ少なかれ異なった空気と時間とによって支配されているのである。だからこそ家庭というものに意味がある。家の中と外とが寸分違わぬ理屈で構成されているとしたら、我々は家庭に安らぎを求めることなどしないであろう。家庭に価値など認めがたいであろう。

ならば家の中、ことに患者を抱え込んだ家庭が人外魔境かといえば、これはケース・バイ・ケースである。多くは、なるほど家族は患者によって混乱したり不可解な思考に陥ったりはしていても、それは可逆的なものである。ただし家族へのアプローチはたんに説得とか啓蒙といった理性レベルのものに終始するわけではない。家族の心に「余裕」を取り戻させることによって、もつれた糸は解けていくはずである。

なぜそんなことをわたしが再三述べるのかというと、えてして「余裕」をもってもらうための作業は、傍目からはいったい何をやっているのか、働いているのか暇つぶしをしているのかすら判然としないことが多いからなのである。なんらかの援助業務とか情報提供といった「わかりやすい働きかけ」だけではなかなか前に進んでいかない。そこがときとして充実感のなさや無力感につながりやすい。

最初のうちは、たとえばとにかくヘルパーが定期的に顔を出すだけで十分といったケースがある。しかし仕事熱心で誠意にあふれたそのヘルパーは、せんじつめれば患者と顔を合わせあとは家族と雑談をして帰ってくるだけといったアプローチが耐えきれないものと感じたようであった。いったいわたしは何をやっているのだろう、自分のしていることに何か価値があるのだろうかと懐疑的になってしまったのであった。

そのヘルパーが言うには、訪問する家庭にはノートがあってそこに今日は何をやったのかと記入することになっている。まさか茶飲み話をしましたとは書けない。何ひとつまとまったことをしていないような気がして自己嫌悪に陥ってしまう、と彼女は語っていたのであった。

まったくのところ、我々の業務はその内容の評価が難しい。いかにも仕事らしい仕事をしたからといって、それがダイレクトに成果へ結びつくとは限らない。どうでもよさそうに映る些事が事態を大きく展開させるためのテコとなったりする。

家族は、案外と些細なことで安心感を覚えたり気を許してきたりする。出身地が同じということがわかったとたんに警戒を解く家族もいれば、説明事項をしゃべりながら紙片に箇条書きにして渡してあげるというそのちょっとした手間に対して好意を寄せてくれたりする。おそらくそのあたりのコツは、ベテランの生命保険勧誘のオバサンと共通するものがあるだろう。そのあたりは、いささかあざといと思っても、もっと自覚的になってよいのではないか。家族を攻略するためには、かなりの遠回りは覚悟しなければなるまい。

◉我々も「準」家族として余裕が必要だ

とはいうものの、まるで歯の立たない家族が存在することは確かである。家族が相談にきたというのならその内容にからめて突破口を探り当てられるわけだが、近隣住民とか親戚が相談にくるといったかたちでケースがあがってくる場合には、どうにもアプローチがつかないことはある。患者当人が独居といった際には、本人が衰弱したり生活が立ち行かなくなったときにそこで手を差し伸べるかたちで関係を結び得るが（アルコール問題で言うところの底つき体験に似た概念といえようか）、偏った考えに囚われたままの家族が頑張っていたりすると、まるで取っ掛かりがない。そのような人たちの一部はさきほど「理解しがたい家族たち」の項でも触れたわけだが、そうしたケースはどのように考えるのか？

我々自身もまたケースにかかわりあった以上はある意味で家族に近い存在になったと見なすのである（実際、思い入れが強くてすっかり巻き込まれてしまっている保健婦や職員を目にすることは珍しくない。まさに余裕を失った家族と同じレベルになってしまっているのである）。焦っても仕方がない、せめて我々だけでも冷静さを保つように心がける――打つ手はそれだけである。ミもフタもない言い方に聞こえるかもしれないが、あとは運を天に任せるしかない。

ずいぶん無責任な暴論を述べていると立腹する読者もいるだろうが、これは諦めろとか何もするなと提唱しているわけではない。可能な限りにおいて、たとえドアを開けてくれなくともメモを郵便受けに入れておくとか、案外なところにキーパースンがいるかもしれないからと調べてみるとか、また近隣住民や親戚もまた準家族に相当するなら、かれらにこそ精神的な余裕をもたせるように働きかけるとか、あれこれ試みる必要はあるだろうし、そのことによって我々自身を納得させる必要がある。ただしそれ以上の展開については、魔法の方法なんか期待しないほうがよかろう。あとは臨機応変である。

◉「存在しないことを知っている」という力

これは別のところにも書いたことのある話なのだが、精神保健福祉センターに勤めていたころ、電話相談の回線が引かれていることもあって、ときおり自殺予告の電話がかかってくることがあった。「わたし、これから死にます」というわけである。そうした電話を運悪く新人職員が受けてしまうことがある。成り行きから「ちょっと待ってください、そういった電話には慣れているベテランと交代しますから」とは言えず、新人はおどおどしながら相手の話を聞くことになる。

　こういったとき、向こうは本気で死ぬことだけを考えているのならわざわざ予告電話なんかしてこないのであって、だから「なぜヒトは自ら死を選んではいけないのか」とか、うまい回答なんか出せるはずのない論議へ職員を引っ張り込んだりする。職員のほうは、まさか「死にたきゃ勝手に死ねばいいでしょ！」と言うわけにもいかないし、延々と相手のペースにのせられて冷や汗をかいている。

　こういったときの新人職員の気持ちを察してみるに、対応しつつも苦しんでいる最大要因は、「じつはこういった自殺予告の電話には、ちゃんとうまい対処法があるのではないのか。わたしは不勉強にもそんなことは習ったことがないし、マニュアルを見たこともない。だけれどそういったことは本当は常識として流布しているのであり、わたしだけがそれを知らないのではないのか」といった不安に根ざしているようである。現実にはうまい対処法決定版なんてありはしないのだが、そんなものは存在しないということを知らないがために、自分に自信がもてない。言葉に説得力が生じず、歯切れが悪く、うろたえた様子を見抜かれてかえってつけ込まれてしまう。

　この話のポイントは、既存の知識をしっかりと体得していることも大切だが、「そんなものは存在しないということを知っている」こともまた同様に重要だということである。

　存在しないことを知っているなら、そこで腰を据えて自分なりの言葉や考えで臨機応変に相手をしていくだけの心構えをもてる。まあ確かに多少のツボはあって、わたしだったらとにかく手の内を相手にさらし、「なぜヒトは自ら死を選んではいけないのか、それをあなたにうまく説明はできません、残念なことに。だけど正直なところ、直感的にはそんな早まったことをするのは間違っていると思うんです。理屈なんかじゃないし、奇麗事で言っているつもりはないけど、とにかく寂しいよね、自分で自分の生命を絶つなんて。わたしは今はじめてあなたと電話を通じて知り合ったわけだけれど、そんな程度のつながりであっても、もしあなたが死を選んでしまったらわたしは悲しいな。残念だなあ、って思ってしまうな」といった調子で、少なくともわたしはあなたの死を悲しみ寂しく思うだろうといったトーンを堅持するだろう。

小ざかしい説得や、どこかで聞いたふうな正論なんかよりは、個人の正直さを前面に押し出したほうがはるかに効果的であるし、たとえどんな結果になろうとこちらとしてもまだ自分に対して納得がいく。ただしそんな調子で相手に粘れるのは、やはりマニュアル的なものは存在しないという裏付けがあってこそなのである。

魔法の方法なんかないと知ることは、一種の自信につながり腹を括ることにつながるのである。あとは自分の可能な限りにおいて納得がいくだけの手を打つ。それしか方策はないのだし、またそのような態度にはこちらの精神的余裕が反映しているから、理屈で思う以上にすんなり事が運んだりする。

こうなってくると、話はもはや運命論的になってしまうのだけれど、どこまで知識やマニュアルが通用し、どこからは「あとはなるようになるさ」と楽天主義的態度を取るべきかを見定めること、これがけっきょくは解決の難しそうな問題に対する「大いなるコツ」ではないかと思うのである。

以上、本章における要点だけを繰り返すなら、

●患者への効果的な対応には患者だけを対象と見なさず、家族もまた同じように対象であると考えるべき。

●家族とはひとつの独立した小宇宙みたいなものであり、必ずしも常識や理屈だけで対応しきれるものではない。かれらの非論理性への共感もまた必要だろう。

●家族の心の余裕が問題解決を左右する。そしてケースにかかわる我々もまた「準」家族として心の余裕を必要とする。

要約してみるとあまり役に立ちそうもないつまらぬ事柄に思えてしまうが、読者諸氏の実体験を思い起こして照らし合わせてみられるなら、それなりに賛意を示していただけるのではないだろうか。

III

精神病を理解する◆実用篇

——援助者が味わう不安と疑問について

なぜ「実用篇」なのか

◉聞きたいのは「本音としての医者の意見」

本章では、精神疾患について、実際に現場で活躍する人の立場にたち、そこからあらためて概念の理解や素朴な疑問等について検討してみたい。精神科に関する教科書や参考書は数多く出版されており、また本屋へ行けば家庭医学書の類もたくさん並んでいる。にもかかわらず、あえて一章を割いて新たに精神疾患について語るのには、相応の理由がある。

わたしは保健所や保健センターでおこなわれるケース検討会の類に出席したことが何度もあるが、なぜ医師であるわたしがそこに呼ばれるのか（わたしは直接の担当医ではないのである）、その理由を考えてみると、援助者と精神科医との意識のずれが見えてきてなかなか興味深いのである。

とりあえず、ケースが精神科医による治療を受けていることを前提としてみよう。その場合、検討会の参加者たちの心の中では、

❶本当に適切な治療がおこなわれているのか？　ひょっとしたら、医者を変えたら劇的に病状が改善した、なんてことがあるのではないのか。たんに「へたな」治療のシワ寄せを援助者が負わされているだけではないのか。

❷医者はどこまで患者の生活ぶりを把握し、どこまで本人と話し合って意向や不満へ耳を傾けているのか。援助者がケースに対して抱いている思いと、医者が抱いているイメージは、もしかしたらまるで異なっているのではないのか。

❸どのあたりに目標を置いて医者は治療をおこなっているのか。すっかり治ると信じて治療をしているのか、せいぜいこれ以上悪くならないように、といった程度の意識で治療をしているのか、半ば諦め気分で機械的に面接や投薬をしているだけなのか。タテマエではなく、本音としてどのような姿勢で治療に臨んでいるのかを知りたい。

❹本来、医師と地域の援助者とは互いに連携し協力して患者を支えていくはずである。にもかかわらず、医者だけは診察室の椅子にふんぞりかえったまま自分だけのペースを貫いているように見える。なんだか医療の部分だけが聖域のようになっていて、あからさまな質問もぶつけられず、いつももどかしい思いをさせられてしまう。

と、このような思いが渾然一体となって渦巻いている場合が多いように感じられる。ときには担当医がわざわざ検討会へ出向いてくれたり、かなり前向きかつ風通しよく振る舞ってくれることもあるようだが、全体としてはやはり少数である。わだかまりの要因としてコミュニケーションの問題はもちろんあろうが、やはり援助者サイドの精神疾患に対する知識のなさ、自信のなさがなお一層こうした気持ちを強くさせているように思えてならない。

さらに、ケース検討会で話が煮詰まっていくと、たとえばこの患者は精神分裂病と診断され治療を受けているがそれは本当なのだろうか。援助者として接している限りにおいて、むしろ躁うつ病にしか見えないとか、医師は人格障害だと言っているがそれはけっきょくどのようなことなのか、そもそもかれらは病人なのか、といった具合いに医師の見立てそのものへ対する不信感すら表明されることがある。すなわち医師が判断するところの病像と、他の援助者が実感するところの病像とに隔たりがあるわけで、そのあたりに懐疑が残っている限りは、援助者はけっして自分の仕事に充実感を覚えることはできないだろう。

わたしがケース検討会に招かれるのには、そうした疑問やら疑惑に対し率直に助言をしてもらいたいといった意図が込められているようである。別な言い方をすれば、実用知識としての精神医学、本音としての医者の意見を聞きたいということであろう。そのようなことは、教科書や参考書のページをいくらめくってみても出てこない類の話なのである。

◉「こわい」と思うのは当たり前

ある地方自治体でおこなわれた二級ヘルパー養成講座で話をしたときには、多くのヘルパーさんたちにとって精神病患者は「こわい」ものであり、得体の知れない存在そのものと映っていたようであった。現場で身体を張らなければならない人たちに向かって、「精神障害者は、むしろ心が純粋で正直すぎる人が多いんですよ」などと猫撫で声で奇麗事を言っても意味はない。先入観をもつなとか、誠意でぶつかれ！　などと口にする者は総じて安全地帯にいる連中ばかりである。

援助のために患者宅を訪問して食器を洗っていたら、ほとんど距離を置くことなく自分の真うしろに患者が立った。無言のままじっと立っている。殴られるのではないか、首を締められるのではないか、おかしなことをされるのではないか、不用意なことを口にしたら相手を激昂させてしまうのではないか、などとおびえつつ冷や汗をかいて、へとへとに疲れ果ててしまったという。あるいは妄想と思われるような途方もないことを語りかけられ、どのように応じればよいのか見当がつかず、相手を傷つけるのも怒らせるのもまずいといった気持ちから当惑せざるを得なかったといった話。

そのような体験は、不用意に語るとまるで偏見と差別の見本のように受け取られ糾弾されかねないといった危惧もあって、案外と表立っては話題にされない。しかしそうした体験に対して、医療サイドからの助言がきちんとなされなければ、常にヘルパーさんたちはおびえ、かつ戸惑いつつ仕事をしなければなるまい。

精神科の患者は、一般病院でも毛嫌いされる傾向にある。交通事故に遇って救急病院へ担ぎ込まれたが、精神病を患っていると判明したとたん、「さっさと引き取ってくれ、迷惑だ、他の患者に危害を及ぼしたらどうするんだ」といった調子で、いかにも迷惑そうな声で強引に筆者の勤める精神病院へ居丈高な電話をよこす医者は山ほどいる。つまり精神科以外の医者ですら、精神病患者に対しては「得体が知れない」「こわい」といったイメージをもち、かかわりあいを避けたがる。ましてやヘルパーさんたちが患者に対して腰が引けたとて、それを責めることなど誰にもできまい。

精神分裂病患者の家族を対象とした家族教室のテキストを見たことがある。最初のページから、神経線維の模式図が描いてある。神経伝達物質だとかセロトニン仮説についての説明であり、分裂病の解説をそこから説き起こしている。なんという間抜けなテキストなのだろうと、わたしは呆れたのである。

パソコンをいかに使いこなすかを学ぶときに、話を半導体に関する電子工学から始めるようなものであろう。病いについての適切な理解と対応法において、少なくともセロトニン仮説から話をスタートさせるそのセンスそのものが、もはや日常感覚から逸脱している。難解な論文の語尾を「です」「ます」調に直せばわかりやすくなると錯覚しているのにも等しい愚かさである。

専門馬鹿の寝言も、似非《えせ》ヒューマニストの戯言も現場サイドの人間には役に立たない。少なくとも実用性に欠け、まだるっこしい。本章では、せめてわたしなりに「役に立つ知識」を多少なりともお伝えしてみたいと考えている。

※一〇八・一〇九頁に列挙した❶〜❹について、ここでコメントをしておきたい。

❶⇩少なくとも薬物療法のレベルでは、医師によって極端な「うまい」「へた」はない。ただし医者と患者との相性や信頼関係が服薬コンプライアンスに影響したり精神安定を左右し、その結果としてうまい医者、へたな医者といった違いが出てくることはあろう。

❷⇩医者それぞれの姿勢によって、患者をどこまで「人間」として把握しているかには大きな差がある。まったく患者の生活ぶりを把握していないし、しようとも思わない医者はいくらでもいる。

❸⇩これはけっきょく、分裂病における陰性症状に対する考え方であり、医師によってスタンスが異なる。一二八頁以降を参照。

❹⇩すべての医師が「医者だけは特別」と思っているわけではない。が、傲慢な医師がけっこう存在しているのは確かだろう。これからは淘汰されていくのだろうが。

診断についての落とし穴

精神病には、病気ごとにそれぞれ特有のイメージや印象がある。ならば診断は簡単かといえば、そこに大きな落とし穴がある。

◉ある先輩の告白――抑うつ状態とうつ病

わたしが産婦人科の医局に籍を置いていたころ、先輩のドクターが雑談のなかで語っていた。「オレは、精神科だけは絶対に自分に向いていないと思ったね。学生時代の実習で精神病院に行ったとき、受け持たされた患者を『これは誰が見たってまぎれもなくうつ病だ』と考えたのに、じつは分裂病だと聞かされて、こりゃあ駄目だ、自分が活躍する領域じゃないなと痛感したね」と。

なかなか正直な告白である。精神科の難しさのひとつは、まさにこのような「まぎらわしさ」にある。いま、読者の目の前に精神を患った人物――**J**さんがいたとしよう。うなだれ、いかにも億劫そうで、ろくに食事も喉を通らない状態らしい。表情はどこか悲しげで、まったく精彩を欠いている。問いかけても、溜め息をつくばかり。この**J**さんを診て、精神科医はどのような病名をつけるだろうか。

状態をその場で観察した限りにおいては、「抑うつ状態」といえそうである。では、抑うつ状態イコールうつ病なのか**?**　ここがポイントである。もしかすると**J**さんはうつ病かもしれない。しかしうつ病ではない可能性もある。分裂病でも神経症でも人格障害でも痴呆でも、それどころか身体疾患であってもこのような病像を呈することはあり得る。

「抑うつ状態」とは、身体科においては「熱が三八度ある」といった程度の情報でしかないのである。三八度の発熱から、ただちに風邪だと診断をしたらそれはあまりにも雑駁に過ぎるであろう。なるほど可能性からすれば、感冒である頻度がもっとも高いかもしれない。ただし、肺炎であろうと内分泌疾患であろうと腎盂腎炎であろうとエイズであろうと白血病であろうと、発熱はする。つまり発熱しているといった状態は「健康な状態ではない。要診察」といった程度の意味しかもたない。それ以上の情報は新たに調べなければならない。発熱したからといってたちまち風邪薬を処方するのは、ニセ医者だけである。

言い方をかえれば、「抑うつ状態」といった全体集合があって、うつ病とはその部分集合にすぎないということである（**図1**）。病名とは状態像の部分集合であると覚えておいてほしい。

◉状態像と病名は一対一対応しない

さまざまな精神疾患にはそれぞれ特徴的なパターンがあるけれど、一見したところでは、必ずしも特徴的な病像が都合よくあらわれているとは限らず、いくつもの病気で共通して生じ得る病像だけが観察されることのほうが多いのである。だからまぎらわしいということになる。そして精神科の疾患で「抑うつ状態」はもっともポピュラーな状態像であり（読者すなわち健常な人間とて、なにか嫌なことがあったり気落ちすることがあれば、容易に抑うつ状態に陥ることだろう。おそらく人間は本来的にペシミストなのである）、それを示さないのは躁病だけなのである。

したがって前出の先輩ドクターは、たとえ精神分裂病であってもうつ病そっくりの「抑うつ状態」を呈することは珍しくないといった知識（むしろ常識）を欠いていたわけなのである。まったくのところ、その場の状態像を一瞥《べつ》しただけでは病名を特定できないことは稀ではない。

ところが発熱イコール感冒と見なすごとき短絡が、精神科領域においては案外平然とおこなわれてしまいがちなのである。けっきょく、分裂病なら幻聴だとか「電波が云々」などの妄想を口走りながら興奮しているといったイメージしかもっていないから（正常な人間とて、特殊な状況下では幻聴が出現することがあるし、アルコール依存や覚醒剤において幻聴はちっとも珍しくない）、見まがうのである。

分裂病だからといって、四六時中幻覚妄想や不穏を呈しているわけではない。全体の経過から見れば、むしろ幻覚妄想などが観察されるのはほんの一時期にすぎないことが一般的なのである。疾患それぞれが時期に応じてどんな病像を呈し得るのかを理解せず、お手軽な印象でしか個々の病気を頭にインプットしていないから、勘違いが起きるのである。前節で触れた「医師の見立てそのものへ対する不信感」は、多くは疾患に対するイメージが精神科医と他の援助者とのあいだで食い違っていることに由来しているように思われる。

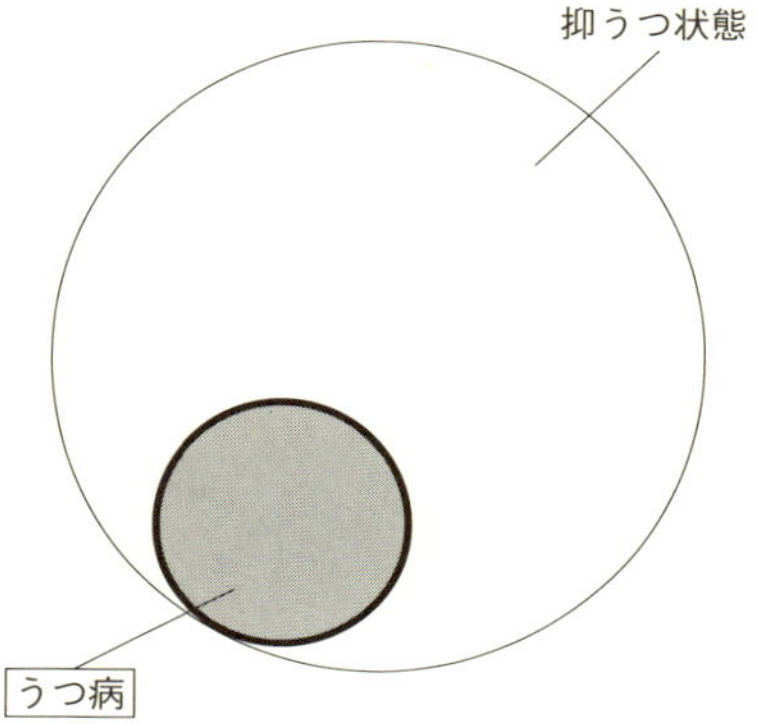

図1　抑うつ状態とうつ病の関係

ある保健所で、あの人はうつ病で長いこと家にひきこもったままであるということで申し送られている婦人がいて、たしかに活動性の低下や億劫そうな様子、嫌人傾向などはうつ病を思わせ、また奇想天外なことを口にしたり騒いだりといった問題行動も起こさなかったので保健婦もうつ病と信じて疑わなかったのであろう。が、実際に出向いて面接をしてみると、まぎれもない分裂病であったというケースを体験している。

あるいは区民相手にうつ病をテーマとした講演会をおこない、聴講者から質問を募ってみると、自分の家族がうつ病で云々と語りはじめる。しかしどう考えても、その家族とやらは分裂病としか思えない。いったいわたしの講演内容をきちんと聞いていたのだろうかと頭が痛くなってしまったが、人情としては分裂病よりもうつ病であるほうが救いがあるといった発想があって、そのために考え方にバイアスが加わってしまったようなのであった。

また自称うつ病の若い患者には、往々にして境界性人格障害の人がいるといった経験的事実もある。痴呆と思われていた老人が、本当はうつ病であって抗うつ薬で治ってしまったといった症例もある。状態像と病名とは簡単に一対一対応をしてくれない。一筋縄ではいかないのである。

では精神科医は、かくも曖昧でまぎらわしい事態が多いというのに、いったいどのように診断をおこなっているのだろうか。

◉三分で診断が下せる訳

精神の病いは、それぞれ特徴的なパターンをもつ。たとえば分裂病であるなら思春期から三〇代にかけて発病することが多く、学生時代に急に成績が落ちたり、性格や生活態度が変わる。もっとも思春期にはえてして自我の目覚め、性の目覚めに応じて人柄が変化しがちであるので、そのあたりのニュアンスを詳しく聞き出す必要はあるだろう。

またひきこもり状態をきたしていたとしても、それが「ふてくされて」いたり「世の中の何もかもがムカつく」といった思春期特有の心性の文脈であるのか、何者かが自分をつけ狙っているとかスパイに監視されているとか噂されているとか、そういった妄想に近い文脈であるのかによって意味がまるで異なってくる。現在は抑うつ状態であろうと、過去には奇異な言動や興奮がたびたびあった可能性もある。

そんな具合いに、過去から現在までの病状の変化（縦断面像）と現在の様子（横断面像）とを突き合わせ、さらにはこちらの視点の置き方でどうとでもとれそうな事柄を先入観を排して検討し、以上を総合して最終的に類型診断をおこなう。類型診断というのは、病気それぞれには典型的な病像が存在し、遅かれ早かれその病像に収斂していくであろうといった予想のもとに、目の前の患者がそうしたパターンに当てはまるかどうかを吟味することである。そこには長年の経験だとか、直感に近いものまでが動員される。

たとえば一目患者を見ただけである疾患を疑い（つまり表情や服装や仕草から醸し出されるトーンに基づいて予想を立てる。このあたりは経験がものをいうだろう）、会話をかわして三分もたたないうちにきちんと診断ができていることは稀ではない。どうしてそんなに素早く診断ができるのかといえば、その患者は最初から特定の疾患パターンに合致する部分が多く、あとは確認のために問診してみたらますます合致していることが確認されたから、といった経緯があるからなのである。

◉猿では診断できない訳

近ごろはＤＳＭとかＩＣＤといった具合いに操作的診断すなわち列挙された項目を一つひとつ該当するか否かチェックしていって、いくつ以上該当すれば診断が決まるといったマニュアル的なものが幅をきかせている。こうしたものは、もともと統計をとったり医者それぞれで病名が違う（これは誤診という意味ではなく、医師それぞれで病名に対してニュアンスの込め方が異なるので、ときとして話が食い違いかねないことが起きる。紫色を赤の一種と見なすか青のバリエーションと見なすか、といった話に近いものと理解されたい）ことを避けるための工夫なのである。したがって、臨床の現場で医者がいちいちこうした診断基準を持ち出して、○や×をつけながら診断をおこなうとは限らない（むしろそうしないほうが普通だろう）。

そもそもこうしたマニュアルに従えば猿でも診断ができそうに思えるかもしれないが、じつは誤解である。一例として、DSM-IVでは精神分裂病の特徴的症状を「以下のうち二つ（またはそれ以上）、各々は、一か月の期間（治療が成功した場合はより短い）ほとんどいつも存在」として、(1)妄想、(2)幻覚、(3)解体した会話（例：頻繁な脱線または滅裂）、(4)ひどく解体したまたは緊張病性の行動、(5)陰性症状、すなわち感情の平板化、思考の貧困、または意欲の欠如――以上の五項目が列挙されている。

ところが、たとえば(1)の妄想といっても、それが邪推に基づく被害的感情の延長なのか、たんにテンションが上がっているがための誇大的言動なのか、心配性が高じて妄想レベルに映っているだけなのか等々、いささか判然としない場合はいくらでもあるだろう。(2)についても、通常、分裂病の幻覚は幻聴であるが、幻視の場合には判断が難しい。幻聴にせよ、その存在を首尾よく確認できるとは限らないし、有無を確かめるにはそれなりの聞き方のコツがある。(3)の解体した会話にしても、どこまでまとまりがなかったりとりとめがなければ病的なのかを見極めることは容易ではあるまい。正常であっても話が脱線してばかりいる人物はいくらでもいる。(4)や(5)もわかりにくいし誤解しかねない。といった次第で、さしあたってマニュアル化はされていても、それを使いこなせるだけの経験と知識があるなら、いちいち各項目を参照せずとも診断をつけられるということになるのである。

もっとも、診断に迷うケースも間々ある。わたしが現在外来でフォローしている患者でも、分裂病欠陥状態説、遷延化したうつ病説とに分かれていまだに結論の出ない人がいる。ただしそれでもおおむねこのような薬でなんとか安定させられるという経験に基づいて、かろうじて状態をコントロールできている。診断は今後の経過を予測し治療法を決めるための目安としてなされるのであり（つまり差別のためのレッテル貼りではなく、治療の戦略上必要なプロセスということである）、だから場合によっては病名がはっきりしないなりに試行錯誤で治療を開始せざるを得ないこともある。

精神分裂病とはどのような病気なのか

◉定義しがたい病気？

精神分裂病の頻度は、およそ百人に一人弱とされる。慢性関節リウマチの頻度の二倍以上である。病院に入っている人はごく一部だから、巷で遭遇する率はたいへんに高い。映画館で日比谷のスカラ座は、座席の数が六五四だそうである。したがって単純計算では、満席状態ではおよそ六名の分裂病患者が混ざっていることになる。新宿コマ劇場なら二〇名、歌舞伎座で一八名といったところか。しかしたいがいの場合、我々はかれらの存在に気づくことはない。

読者諸氏のなかで、分裂病の定義は？　と聞かれてすらすらと答えることのできる人はどれだけいるだろうか。おそらく精神科医へ同じ設問をぶつけても、しどろもどろになってしまう人が多いことだろう。少なくとも、皆さんがこれまで接してきたあらゆる分裂病の人びとのイメージを統括してくれるようなクリアな定義をしてみせてくれる医師はまずいないだろうと思う。
たとえば、弘文堂の『新版・精神医学事典』（一九九三年）で精神分裂病の項目を引いてみると、どのように書いてあるか。

精神分裂病、精神分裂、あるいはたんに分裂病ともいう。かつては精神乖離症ともいった。発生頻度の高さ、病像の特異性、治療上の困難さなどから、精神医学の臨床において今日もなお最も重要な位置を占めている疾患である。にもかかわらず、本病の身体的基盤については今のところ確実な知見が得られていないので、その診断はもっぱら精神症状と経過を観察することによってなされる。

と冒頭に記され、以下に経過や病像についてあれこれと列挙されている。正直なところ、これでは定義になっていない。病気のイメージをくっきりととらえられるような文章とはいえまい。確かに正しいことが書いてはあるけれども、「ああ、なるほど」と全体像を把握した気分にはとうていなれない。精神症状（横断面像）と経過（縦断面像）の双方をもって診断をつけるらしいことはわかるが、それにしても雲をつかむような記述である。だいいち素人がしばしば発する「精神分裂病は精神が分裂するのだから、つまり多重人格のことなんですよね」といった質問の答えにすらなっていない（ちなみに、多重人格はヒステリーの一種であって分裂病とは無関係である）。
では教科書ではどうか。本棚から、昔わたしが使っていた『精神医学』（中沢恒幸／理工学社一九八〇年）を引っ張り出して参照してみよう。

比較的若年の時期、それも主として思春期（一五〜二〇〜二五歳）に始まり、幻聴や被害妄想というような精神症状を呈するとともにその多くのものが全体としては慢性に経過しながらしだいに人格の統一が失われ、欠陥状態とか痴呆化（荒廃）といわれているような精神状態に向かう傾向のある一群の精神障害（精神病）を精神分裂病と呼んでいる。

さっきよりはもう少し具体的に書いてあるようにも見えるが、「というような」「といわれているような」「傾向のある」といった言葉の乱発が全体を曖昧なものにしている。どうやら人格の統一が失われていく過程でさまざまな精神症状を呈していく病気であるらしいことはわかるものの、そもそも「人格の統一が失われる」とはどのようなことなのだろうか。職場では妙に几帳面に仕事をこなすのに家へ帰れば散らかり放題といった人物は、人格の統一が失われていることに相当するのだろうか（もちろんそんなことはない。むしろ一貫しすぎるほうが強迫的・偏執的であり、心に余裕がない点で不健全であろう。元来、人間はルーズでいい加減な部分が多いほうが当たり前である）。

◉精神がばらばらになるというイメージ

わたしが思うに、精神が分裂するととらえるよりもむしろ、精神がまとまりを失いばらばらになっていくといったイメージのほうが適切な気がする。精神のあちこちに亀裂が縦横に走り、その隙間を幻覚や妄想が満たし、さながら霜降り肉のような状態になっている（赤身の部分が本来の精神、脂肪の部分が幻覚妄想というわけである）。

完全に精神がばらばらになってしまったら、それこそ文字も書けなければ会話もこなせないほどに精神機能は寸断されてしまうだろうが、幻覚や妄想で断片がつなぎ止められているから、奇妙なことを言ったり幻覚妄想に支配されたりしても、なんとか日常をこなせたりする。そして精神が崩壊寸前といった危機感が、患者に激しい不安感や不信感をもたらすのだろう。

やがて時間が経つと、幻覚や妄想は生々しい迫力を失っていく。幻覚妄想は自然に消退していったり、あるいは形骸化してしまう。

精神の亀裂は、一部はそのまま隙間となって残ってしまい、一部は再び修復され、全体としては不自然でまとまりの悪いなりに比較的落ち着いた状態を呈するに至る。ただし精神には脆弱性が生じてしまい、ちょっとしたストレスで容易に幻覚妄想が復活したり（再燃という）、以前よりももっと断片化が進んでしまったりしかねない。そうした見せかけの安定状態が、おそらくデイケアへ通ったり作業所で働いたり、とくに何をするでもなく非生産的な生活をぼんやり送っているといった患者たちの精神状態に相当するだろう。

譬《たと》えを使って説明したので、以上は定義とはいえない。おおよそのイメージにすぎないけれど、経過についてはあらためて**図2**を使って説明してみよう。

経過から精神分裂病を理解する［1］

●横軸は時間経過、縦軸は興奮の度合い

この図は、野中猛氏の「精神分裂病の回復段階とその治療戦略」という論文（『OTジャーナル』二八号、

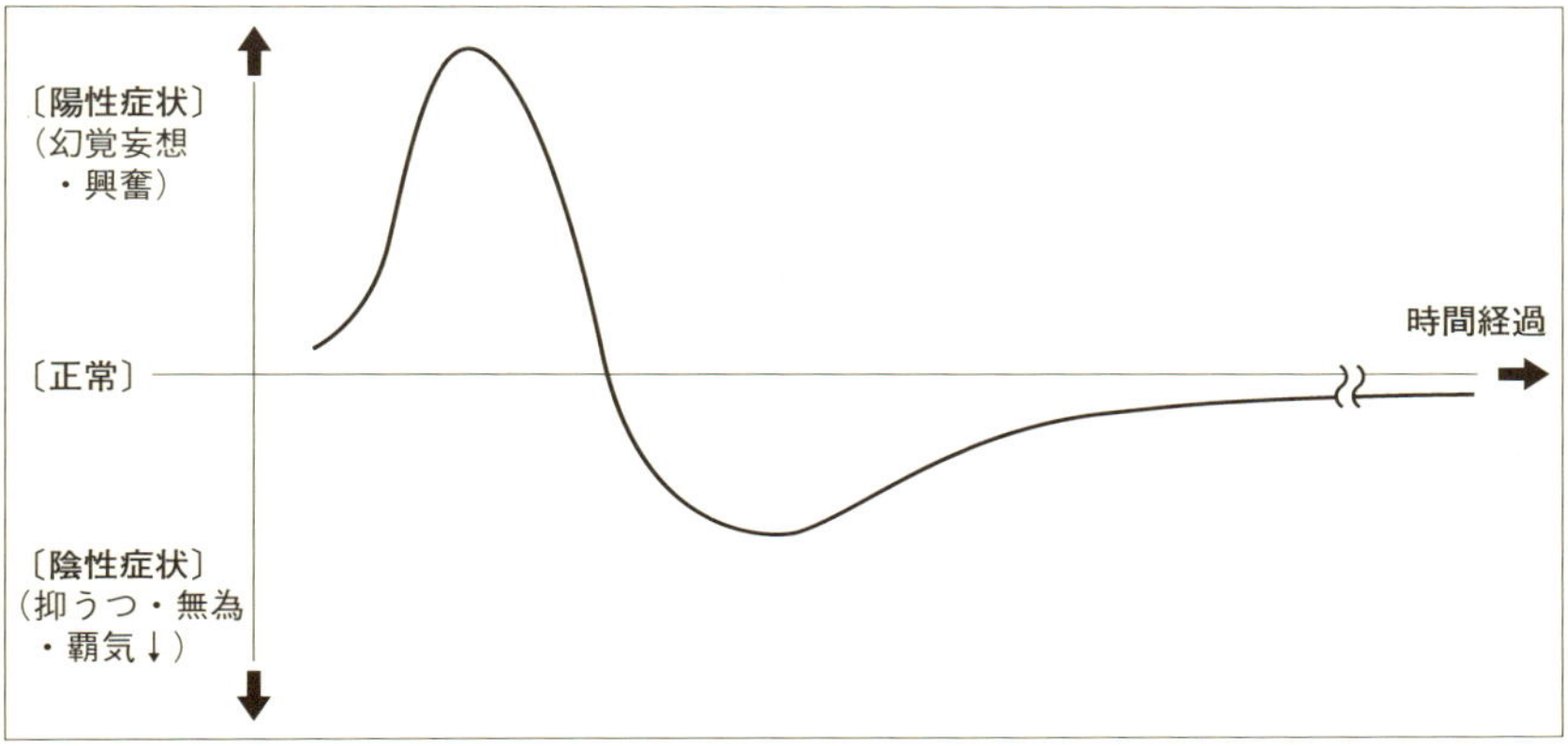

図2　分裂病の経過（概念図）

四二一‐四一九頁）に掲載されていた図を参考に作成したもので、ただし野中氏の図は遠山照彦氏の「分裂病急性期治療（開放病棟）考」（『ゆうゆう』一九八八年一月号、五一‐五五頁）の図を一部改変したものとして掲載されていたので、まあ孫引きみたいな図ではある。

横軸は時間の経過を示す。ケースによって時間の流れは何か月とかときには何週間単位といったこともある（とくに急性期）。ただし右に寄れば寄るほど（慢性期）、時間経過は五年とか一〇年といったゆるやかなスケールで考えたほうがよかろう。あくまで概念図なので、時間軸に目盛りは刻んでいない所以である。

では縦軸は何か。精神運動興奮の度合いである。横軸との交点から上にいくほどその度合いが激しくなる。したがって、当然のことながら急性期には激しい精神運動興奮（いわゆる不穏状態）が観察される。また交点から下にいくほど精神運動抑制の度合いが強くなる。つまり不活発で元気がなく無為自閉の傾向が強くなる。そして横軸との交点が、「正常」というのも語弊があろうが、まあ常識的な範囲において感情や興奮や落ち込みがプラスマイナス・ゼロになっていると考えておいていただきたい。

◉発症の契機はさまざま

曲線の流れを追っていこう。かなり急峻に精神運動興奮の度合いが高まっていく。すなわち、幻覚や妄想、興奮といった「誰が見ても狂気」といった派手でわかりやすい状態がみるみる激しくなっていく。急性期である。そのわかりやすさから、世間一般で考えられている精神分裂病のイメージはおそらくこの急性期の状態に相当するだろう。なお幻覚・妄想・興奮といった派手な症状を一括して「陽性症状」とも称する。

急性期は必ずしもなんらかの契機によって生ずるとは限らない。少なくとも周囲からはかなり唐突に症状が起きたと感ずることは珍しくない。そのいっぽう、受験だとか失恋だとか「いじめ」などがきっかけとなることもある。

そうなると家族は、この病気はストレスに対するリアクションなのであって分裂病なんかではないといった考えを抱きやすい。そう解釈したほうが家族にとっては納得がいくし、分裂病などといったヘヴィーな病名を認めたくないといった気持ちも働くのであろう。

分裂病の原因はいまだに不明であり（セロトニン仮説だとかいろいろと生化学レベルでの知見が報告されているが、ただそれだけのシンプルな原因ではない。そのようなものだけであったなら、薬物で患者は誰もが完治しているはずであろう）、また家族は「ストレスゆえに発病したのだ」といった一種の因果関係で理解しようとするので、かれらの供述を鵜呑みにすると間違いを起こす。家族からの話には、おおむね自分たちが安心できるようにバイアスが加わっていると予想しながら耳を傾けるべきである。

近ごろは、三〇代も後半での発症が比較的見られる。発病年齢は上がっているといった印象がわたしにはある。ただしこの点については、じつはもっと若いころに秘かに発病はしていたがなかなか陽性症状は目立たず、それがもはや青年とはいえない時期になって精神運動興奮を突出させただけであるといった反論も成り立つ。そのあたりの事情はなかなか判明しがたい。

◉派手な陽性症状に振り回される日々

いずれにせよ、幻覚――一般に分裂病では幻聴である。患者の振る舞いに対していちいち何かをコメントしてきたり、馬鹿にするような悪口を言ってきたり、患者と対話をしたり、複数の〝声〟が患者について悪い噂をしていたり、とさまざまな場合がある。ときには幻聴が「声が聞こえていることを他人にしゃべっちゃ駄目だ、もししゃべったら大変なことが起きるぞ」などと患者を脅して口をつぐませているケースすらある。幻視の場合には、むしろアルコールだとか薬物依存症のほうを検討すべきであろう――や、妄想――基本的には被害関係妄想である。自分が狙われていたり調べられたりしている、なぜなら町を歩くと人びとが自分を見る目つきがおかしかったとか、道で振り返るといつも同じ人物が自分を尾行してくる、たてつづけに無言電話がかかってきてどうも腑に落ちない、学校に行くと誰もが自分のプライバシーを知っているようで当てつけたようなことばかり言う、おそらく盗聴器が自室に取り付けられているのではないだろうか等々――に患者は追い詰められ、興奮したりひどく警戒的になったりする。たとえば家の外には危険で出られないとか、食べ物に毒が混ぜてあるんじゃないかとか、窓の外に怪しい黒塗りの車が停まっているとか、である。

傍から見れば荒唐無稽なことを言っているようにしか思えず、また幻覚や妄想の背後にはスパイ組織やヤクザ、CIA、フリーメーソンといった得体の知れない組織の存在を想定していることがしばしばである。さらに電波だとかテレパシー、盗聴器、脳波といった「目には見えないが厳然とした影響力をもつ存在」にこだわることが多い。

わたしの知っているケースでは、自分を亡き者にしようとしている連中が飛ばしてくる電波が身体を衰弱させるからと、電波を跳ね返すつもりでアルミ製の天ぷらガードを鎧のように紐で胴体に縛りつけていた主婦がいた。また盗聴器を捜すために電話機を分解したり、夜になると何者かが侵入してくるのでそれを防ぐために窓を板や段ボールですっかり塞いでしまったり（そのため室内は昼間でも真っ暗なのである）、なぜかテレビが危険だからとリモコンを新聞紙でていねいに包んで引き出しにしまっておいたりと、幻覚妄想に悩まされる患者たちは往々にして奇矯で突飛な行動（当人にとっては大真面目だし必死の振る舞いなのであるけれど）をとりがちである。

◉陽性症状の沈静化──曲線はゼロへ

こうした陽性症状がどんどん顕著になっていくことによって、周囲も困惑し、ときにはトラブルも起こし、平穏な日常生活は破綻し、ついには精神科受診（おしなべて本人には病識がないから、周囲が無理やりに連れていくケースが多い）へつながる。この時点が急性期の頂点に相当する。そこで治療（薬物療法中心）がスタートすることになる。

うんと大雑把に言うなら、精神科のクスリは、症状が激しいものには効きやすい。むしろ億劫感とか軽い抑うつ状態など「曖昧な症状」のほうが効果はハッキリしないことが多い。そんなわけで急性期の薬物療法は案外良い効果をもたらす。激しい幻覚妄想や興奮はかなり押さえ込むことができる（もちろん例外はあるけれども）。

そんな次第で急性期の症状は加療によってみるみる治まっていく。曲線はプラスマイナスがゼロのところにまで戻っていく。ではゼロに戻った時点で、分裂病は治ったことになるのだろうか？（世間の多くは、それで治ると思っているようであるが）

経過から精神分裂病を理解する［2］

◉もしもクスリがなかったら

精神科治療の歴史をひもといてみると、精神運動興奮に対してじつにまあいろいろな方法が試みられている。もし現在使われているような抗精神病薬が存在せず、分裂病の概念すらもまったくなかったとしたら、読者諸氏は目の前で激しい陽性症状を呈している相手に対してどのような対応をとるであろうか。想像してみていただきたい。

このままじゃあ危険だし迷惑もかかるしこわいから、とにかくどこかへ閉じ込め隔離してしまおうと考えるかもしれない。悪魔だか悪霊が取り憑いているに違いないからと、聖水をかけたり煙でいぶしたり霊能者を呼んで祈禱をしてもらったりするかもしれない。我に返らせるために胸ぐらをつかんで揺するかもしれない。テレビだって映りが悪ければ誰でも叩いたり蹴飛ばしたりするのが普通で、その伝で相手にショックを与えれば治るだろうと考えても無理はなかろう。だから西洋では、患者を無理に椅子に縛りつけ、その椅子をロープで吊るしてぶんぶん振り回すといったこともおこなった（患者は体力を消耗して、一時的にはおとなしくなったかもしれない）。

落とし穴から冷たい水の中へいきなり墜落させ、それで正気づかせようとする方法もあった。滝に打たせるといった発想の延長として頭から水を注いだり、風呂に沈めてリラックスさせる方法もあった。無理にでもしばらく眠らせれば、心が回復するのではないかと睡眠効果のある薬草を大量に飲ませる方法もあった。深い眠りは死に限りなく近づくことであり、だから相手を眠らせることにはいわば「ゆっくり休んで生まれ変わっておいで」といった祈りにも似た気持ちも込められていただろう。

◉陰性症状の出現――マイナスへの突入

とにかく陽性症状ないしは精神運動興奮をなんらかの方法で抑えられればそれで分裂病は治癒するだろうと昔の人は信じていたのである。そして一九五二年に、ついに抗精神病薬第一号が登場した。クロルプロマジン、商品名ではウインタミンとかコントミンと呼ばれている薬で、今もなお臨床では重用されている。この薬を契機にいろいろと抗精神病薬は開発され、以前に比べれば陽性症状を消失させられる症例も格段に増えた。おかげで分裂病はとうとう「治る」こととなるはずであった。しかしそこには罠が仕掛けられていたのである。

さきほどの**図2**をご覧になっていただきたい。上向きに突出していた曲線は加療によって急激に精神運動興奮の度合いを減じ、基線のところまで下降してきた。そうして基線のところでとどまってくれれば問題はなかった。が、実際にはそう簡単にはいかなかったのである。いわば揺り戻しとでもいうのであろうか、曲線は基線を突き抜け、マイナスへと突入してしまった。

基線より下へいくほど、精神運動抑制の度合いが顕著となる。このマイナス領域は、陰性症状と称するものである。

すなわち、ひととおり陽性症状が消失した患者は、覇気や精彩を失い、どこか無気力であったりひきこもりがちであったり抑うつ的であったりする。さえない表情で毎日何もせずにごろごろしていたり、億劫そうにぼんやりと日々を過ごしがちとなる。家族や周囲には、あたかも気力が萎えてしまったような、それどころか怠けているかのように映る。元気のなさがうつ病もどきとも見える。

わたしの先輩が精神病院へ実習に行ったときに、こりゃあうつ病だと確信したのに本当は分裂病だったというケースは、たぶん陰性症状が目立つ状態にあったということだろう。

◉正気から元気へ——マイナスからゼロへ

曲線は、一端下向きに窪んでから、徐々に上向きになって基線へと近づいていく。ただし、なかなか基線にまではたどりつけない。つまり五年たっても一〇年たっても、陰性症状が後遺症のようになって克服しきれない。本人も家族も、もどかしい。いかにも「ビョーキ」であるといった症状ではないのだから、いったいこの状態は病気なのだろうか、それとも医者の見立て違いではないかなどと疑惑も起きてくる。援助者たちも、ときには誤診ではないかと訝ったりすることになる。その時点での状態像だけでは、うつ病そっくりに見えることなどいくらでもある。なお分裂病の一部には最初の陽性症状の部分があまり激しく出現せず、いつの間にか陰性症状だけが前景に出てくるタイプもある。

こうした経過をひととおり眺め渡してみると、陽性症状があらわれそれが基線にまで下降してくるプロセスは「狂気から正気へ」、次に陰性症状がしだいに底上げされて基線に近づいていくプロセスは「正気から元気へ」の道程であると見なせよう。

陰性症状は、陽性症状と違って目立たない。おまけに世間では陽性症状のみが分裂病だと思われがちなので、いよいよ陰性症状の期間は病気であると理解されない。せいぜい変人か軽いうつ病と誤解される程度である。だが分裂病の全経過のうちでは陽性症状よりもむしろ陰性症状のほうがずっと長いのである。

なるほど陰性症状の時期でも、怠薬やちょっとしたストレスによって陽性症状が再燃することはある。ただし早めの治療でそれは最初のときよりも押さえ込みやすい。そして陽性症状の時期は通常は入院したり外来へ週一度以上通っていることが多いので、援助者が遭遇する分裂病患者は、おおむね陰性症状を呈している状態の人物と考えたほうが実際的であろう。

陰性症状について

◉トータルなバランスの悪さ

もう少し陰性症状について説明してみたい。デイケアへ通ったり、作業所で働いている患者さんたちを思い浮かべながらだとイメージをつかみやすいだろう。

まず集中力や持続力の低下がある。飽きっぽい、じっと我慢ができない。根性がないと映る場合すらあるだろう。エネルギーも低下し、生き生きとした印象に乏しく、全体に受け身でだらだらしているように映りがちとなる。ときには抑うつ的となり、医者のほうも抗うつ薬を出すことすらある。精神の柔軟性が失われ、融通がきかなかったり妙に真面目すぎたり、ぎこちない印象がともないがちとなる。敏感さと鈍感さとが共存し、つまらぬことにこだわったり、すぐに侮辱されたなどと息巻いたりする。そのくせ、挨拶もろくにできなかったり、背広にネクタイ姿でいても髪の毛の寝癖はそのまま放置していたり、どうもトータルとしてバランスが悪い。

そうしたバランスの悪さは、事情を知らぬ人びとには奇異に映ったり変わり者と見えたりしかねない。おそらく認知能力の不適切さも生じているようで、女性ならば、とにかく化粧さえすればそれで普通の女性、当たり前の姿になるといった発想から顔を舞台のメークさながらに真っ白に塗りたくってみたり、真っ赤な口紅が見事に口からはみ出していたり、頬紅をピエロのように塗ってみたりする。毒々しい色のマニキュアを爪に施したりしても、あちこちが剝がれ落ちていて、しかしそんなことには頓着しなかったり。呆れるというよりもむしろ痛々しい気分を我々に与えかねない。

表情は乏しくなり、喜怒哀楽がはっきりせずそれがなお他人から疎まれたりしかねない（それは患者のせいではないけれど、やはり世間からは違和感を覚えられてしまうのが現実であろう）。楽しむ力が失われ、世の中への関心や趣味とか遊びへの積極性も見られなくなりがちである。逆に言えば、退屈でも案外平気でいたりする。そういった部分に我々は当惑したり、なにか居心地の悪さを覚えざるを得なくなる。

ストレスへの脆弱性も目立ち、また分裂病患者はおおむね「変化」というものへの耐性が低い。環境が変わったり新しい人生へ踏み出すといったことに、強い不安感や恐れを抱く。そんな感情にさいなまれるくらいなら、今のままのほうが気が楽だと思う。そういった点ではきわめて保守的である。

◉スーパーマーケットの掟

わたしには、陰性症状にからんで思い出すエピソードが二つある。

ひとつは、以前勤務していたS県の精神病院でのことである。状態が落ち着き、退院の近い患者を連れて近所のスーパーへ買い物に行くことがよくあった。わたしはかれらが買い物を終えてレジで金を払うところをさりげなく観察している。

当時はまだ消費税などなかったけれど、スーパーゆえに金額のトータルには端数がつく。たとえば合計が一〇〇一円だったとしよう。そこで患者は財布をのぞく。そのとき、運悪く千円札は入っていなかったとしよう。ただし一万円札はある。また小銭としては一円玉も五円玉も十円玉も五十円玉も百円玉もちゃんとある。そんなときに我々だったらどのように支払いをするだろうか。

おそらく一万円札に一円玉を添えて、「ちょっと千円札がなくて、スイマセンねえ」などと言いながら支払うのではないだろうか。それが常識というものである。一万円札だけを出すと、釣り銭を出すのに手間がかかってレジ係には迷惑だろうし、うしろに並んでいる人のことを考えれば時間がかかるのは感心しない。店にとってもたぶん一円玉や五円玉や十円玉をたくさん使って釣り銭を出すのはあまり好まないだろう。また自分の財布が小銭であんまり膨れ上がってしまうのも嫌である。そういった思惑から、一万円札プラス一円玉でお釣りを出すのが当たり前であり、そのことは別に法律で決まっているのでもなければ「スーパーマーケットの掟」があるわけでもないが、普通の人間はそうするものだといった暗黙の了解が世の中にはある。

しかし多くの患者が、一万円札だけをそっけない態度で出すのである。一円玉を添えるところまでは気が回らない。おそらくかれらは「お金が足りません」と言われるのがもっとも恐怖なのではないだろうか。そのように非難される立場に置かれることを恐れている。たぶん、自分が精神病の患者であることに無意識のうちに引け目を感じているため、隙を見せたくないのかもしれない。それゆえに、とにかく足りないように払うことだけに意識が集中し、一円玉を添えるだけの心の余裕をもてないのであろう。

ここでレジ係のほうが、「お客様、一円玉はお持ちでないでしょうか」と問いかけてくれればよい。しかしそうとばかりは限らない。ときにはレジ係が一瞬嫌そうな表情を浮かべたり、たくさんのお釣りをつっけんどんな態度でじゃらじゃらと寄こすかもしれない。おまけにそれを患者がいちいちていねいに数えたりすれば、レジ係もうしろに並んでいる客も溜め息をつきかねない。

が、なぜそんなふうに嫌な顔をされたり溜め息をつかれるのか、患者は理解できない。自分もまたちゃんとした客なのであり、にもかかわらずなぜ自分だけが疎ましくされなければならないのかがわからない。ひょっとしたら自分の病気のことを知っていて、それで差別しているのかもしれないなどと余計な想像力をめぐらせてしまいかねない。

スーパーにおいてはせいぜいその程度のことでしかないが、もし患者が退院して独り暮らしを送っていくとしたら、たぶん似たような状況が毎日繰り返されることになろう。いずれも、自分のどこが悪いのかが患者には理解しきれず、ただ自分が世間から嫌われているといった感情ばかりが積み重なり、やがてちょっとしたことから被害妄想になったり不安感が激しくなって再燃⇩再入院となってしまうかもしれない。

せっかく退院できたにもかかわらず、けっきょくは一円玉一枚のことが発端となってその患者は病院へ舞い戻ることになってしまうのである。どうして患者がまた具合いが悪くなったのか、患者自身はそれを説明できないし、医療者もそんなことなど思いもよらないから首を傾げるばかりとなる。

患者の余裕のなさ、精神のフレキシビリティの欠如は、暗黙の了解といったものに対応しきれず、ついには世間に居場所を失ってしまいかねない。ごく当たり前に社会で生きていくことは、容易ではない。かれらにとっては戸惑うことばかりなのである。

◉立食パーティの掟

もうひとつは、退院した患者を集めて立食パーティを試みてみたときのことである。立食パーティにしたって、これはことさらルールや掟が明文化されているわけではない。部屋の真ん中に置かれた大きなテーブルから、各自が皿を持って欲しい料理だけを適当な量だけ取り、それからテーブルを離れ、あとは部屋のあちこちに散らばって談笑しながら食事を味わうといったものであろう。

だが患者たちにはそれができない。皿を持ったままテーブルへ牡蛎《かき》さながらにへばりついてしまい、会話もせずにひたすら食べまくる。

確かにテーブルにへばりついたほうが料理を次々に取るには便利かもしれない。ただしそれでは別の料理に手を伸ばすのには不便だし、他の人の邪魔となっている。だいいち、会話もせずにがつがつとテーブルに群がっているのは、早い話が「見苦しい」のひと言に尽きる。卑しげであさましく、エレガントさの対極にある。

本人はとりあえずそれでもかまわないのかもしれないが、このような見苦しさは他人のひんしゅくを買うのである。そうした行為の繰り返しが他人に嫌われたり敬遠される原因となるのである。そんなことをする人間はあまり信用されなくなるし、友達づきあいをしたいといった気持ちを遠のかせるものである。合理的ではあるし当人の勝手ではあるけれど、結果としては明らかに損をすることになる。ただしそうしたことに対して、みっともないし嫌われるよとアドバイスしてくれる人など世間にはいないのである。

◉世間から誤解を受けがちな時期

以上のエピソードを思い起こしてみるに、つまるところ陰性症状とは「正気から元気に」なっていく過程であると同時に、生きていくことが「不器用」であり、いろいろと世間から「誤解を受けがち」な時期と考えることができよう。

かれらの世渡りにおける不器用さや誤解を受けかねたり疎まれたりしかねない非常識な振る舞いに対しては、事情を知っている者がきちんとアドバイスをしてあげるべきであろう。陰性症状なんて概念をもたない世間の人たちは、いい大人に向かってスーパーでは一円玉を添えて支払えとか立食パーティでは料理を置いてあるテーブルにへばりつくな、などと小学生に教えるべきようなことを口にするはずがない。眉をひそめるだけである。

本来ならば、社会の誰もが分裂病のことをきちんと理解し、ときには助言をしたり、ときには寛大になって患者の人生を支えてあげるべきだが、実際にはそうはいかない。ならばせめて援助者や医療関係者だけでもかれらを理解しアドバイスをしてあげるべきであろう。

なお陰性症状に対しては、薬物療法はあまり効果がない。最近開発されている薬剤には、陰性症状の改善を標的としているものが散見されるが、逆に言うならそれだけクスリが効かないということなのである。だから陰性症状の時期においては、いささか僭越な言い方かもしれないが生活指導といったことが必要となるし、無理にバイトなどへ行かせたりすることは負担が重くなってしまいかねないので、せめてデイケアとか作業所へ通わせることで少しずつ自信をつけさせ世の中にも馴れさせることが必要となろう。

◉生活リズムの確立が最優先

陰性症状を底上げすることにおいて最優先するのは、おそらく生活のリズムをきちんとさせることである。つまり夜はいつまでもぐずぐず起きていないで床に就く、朝は遅くまで布団に入っていない、ということである。なぜか？　いくら夜型人間が増えたといっても、世間はやはり昼間は働き夜は自宅でくつろいだり眠るというのが基本だからである。

夜と昼とが逆転してしまうと、まず世間の流れからはずれてしまい他人と逢う機会も減る。クスリにしても朝・昼・夕・就寝と飲むのが基本形だから、たとえば昼に起床する人のうちAさんは朝のクスリは捨ててしまう。するとー日の服薬量がトータルで減ってしまうから、医師のプランと違ったことになってしまう。逆にBさんは朝と昼とをいっぺんに服用するが、そうなると副作用も強く出ることになってこれまた支障が生ずる。Cさんは朝のクスリを昼に、昼のクスリを夕にと順送りにずらせていくが、生活リズムの乱れはそのまま固定してしまう。いずれにせよ困ったことになる。

しかも夜中に起きていると、そうした時間帯はどうしてもヒトを非現実的な方向に突き進ませる。わたしは学生時代に、真夜中に詩だとか評論じみたことを書いて、朝になって読み返してみると自分の文章の自己陶酔ぶりや現実離れしたトーンに気恥ずかしくなって破り捨てたといった経験が何度もある。夜中は、ヒトを妄想親和性な精神状態へと陥らせる。再燃の危険は夜に訪れるのである。将来、社会復帰して学校へ通ったり仕事を開始したりする際にも、今まで続けていた夜型生活を直ちに是正するのは困難である。未来へ希望をつなぐ意味でも生活リズムを正すことは必須である。だらしない生活ぶりは、家族に対しても失礼ではないか。

だから分裂病の患者が今までは安定していたのに近ごろはちょっと様子がおかしいと感じられたとしたら、夜にきちんと眠っているかをまず確かめるべきであろう。服薬の遵守についても確認するのはもちろんである。もしそれらがうまくいっていないようなら、担当医へ連絡を入れることが望ましい。

デイケアとか作業所の意義はいろいろと数え上げられるだろうけれど、生活のリズムを整え、昼の生活にメリハリをつけることがもっとも大きな功績であろう。またそれは家族へ余裕や安心感をもたらす。少なくとも、本人や家族の孤独感を軽減する。家族にゆとりをもたらすことの重要性は、既に前章で述べたとおりであり、そうなれば今まではガミガミと口うるさく文句を言うばかりであった家族も、患者に「生きていくうえでの不器用さ」を克服するといったスタンスで接してくれるようになるかもしれないではないか。

以上を踏まえたうえで、定義というには余りにも厳密さに欠けるが、とくに陰性症状を考慮に入れて手短に分裂病を説明してみるなら、

長期的に精神機能へ障害をきたし（症状は発病当初と慢性期とでは大いに異なる）、順調な回復のためには医療のみならず周りの人々や世間一般からの理解や応援が望まれる疾患。

といったことになろうか。

彼らは危険なのか

●サイコ・ホラーとは違うのだが……

口先では分裂病患者に対して偏見も差別意識もないと言いつつ、内心では「突然殴りかかってきたり、暴れ出したりするのではないか」とこわがっている人は少なくない。世間では、かれらは何をするか知れたものではないおかしな人というのが通り相場であり、しかもたとえ人を殺しても心神喪失や心神耗弱とされてろくに責任をとらない人たちといった認識すらある。

もともと分裂病となる人は真面目で一途な性格の人が多い。実直だが愛想が悪く融通のきかないタイプといったところか。当然のことながら人づきあいがへたで、ときには陰気で「とりつく島がない」といった印象すらある（したがって、学生時代にはイジメの対象になりやすい）。そうした人たちが分裂病を患うことで、一途さが依怙地さやなりふりかまわぬこだわりへと化したり、つきあいべたが自閉的生活に直結したりしかねない。

ただし凶悪さや凶暴さが分裂病によって新たに備わるというわけではない。もちろん幻覚や妄想に駆られて暴れたり、殴りかかってくることが皆無なわけではない。しかしそういった問題行動は、かれらなりに強い病的不安に追い込まれ、ついに耐えきれなくなったといったかたちで現出すると考えておくべきだろう。病状がそれなりに安定し落ち着いている患者が、薄笑いを浮かべながらいきなり殴ったり首を締めてきたり包丁を振り回す、なんてことはまずない。サイコ・ホラーとは違うのである。

ところで、分裂病にかかってしまう人物がすべて善良な性格の持ち主かといえば、当然のことながら例外がある。元来性格に問題のあった人が分裂病となり、性格の困った部分（きわめて自己中心的であるとか、すぐに腕力に訴える傾向とか）が妙な具合いに強調されてしまうことがある。また病気によって自己抑制の機能が弱まってしまったり、ひがんだ気分が他責的かつ被害者意識に凝り固まった人間をつくりあげてしまったり、自分では親しみを示したつもりが客観的にはセクハラ以外の何ものでもないといった結果をもたらすこともある。悲しいことに羞恥心が欠落してしまったり、言動の唐突さが表情の乏しさと相まって人に不快感や不安感を与えかねない心証を醸し出してしまう場合もある。

わたしは分裂病患者が殺人や傷害を犯したケースの司法精神鑑定をいろいろとおこなってきたが、多くは当人の被害関係妄想が高じて事件に至っている。当人なりには我慢に我慢を重ね、不安感や危機感におののき、ついに窮鼠猫を嚙むといった心持ちで重大事件を起こしている。ただしそうした心の軋みは被害者をはじめ周囲にはまるで理解されていない。そのような落差が事件の核心となっているように思われる。

自分は病気でないことを証明しようとして通り魔的に通行人を包丁で刺し、自ら警察へ出頭した患者がいた。彼は正当に裁判を受けることをもって自分が正常である証としようとしたのである。ずいぶん倒錯した発想であり、また自己の目的のために平然と他人を傷つけることにおいて凶悪と呼ばざるを得まい。

こうした患者も稀には存在する。おそらく分裂病にならなくとも、いささか問題のある人物であろうと思われたが、そうした相手と遭遇するリスクまでを考えていたら、ごく普通に社会生活を送っていてもいきなり殺人鬼と化したりストーカーとなるような輩とて存在するのであり、もはや呉牛《ごぎゅう》喘月《せんげつ》ないしは杞憂としか言いようがなくなってしまうだろう。確率的には、交通事故の心配でもしていたほうが、よほど現実的である。

◉背後にじっと立たれたらどうするか

陰性症状の項でも触れたように、分裂病患者――ことに慢性期においては、常識からはずれた言動を示すことがしばしばある。しかもかれらはおおむね表情の変化が少なく、顔を見ても感情が推測しにくい傾向にあるし、自分の気持ちを相手へ伝えることにおいてきわめて拙いのが通常である。したがって、患者のアパートを訪問して台所仕事をしてあげていたら、ほとんど間隔を置かずにぴったりと援助者の背後に立ったままじっとしている、なんてシチュエーションもありうる。

援助者のほうとしては、セクハラに近い気分を覚えるかもしれないし、乱暴されるのではないか、いったい何が目的なのだろうとおびえるのも無理からぬことであろう。ただし患者としては、援助者が何をしているのか興味があっただけであったり、自分を訪ねてきてくれる人がめったにいないのでなんとなく珍しくて近くに立っていたかっただけ、などと拍子抜けするというか誤解されても仕方がないというか、そんなきわめて無頓着かつ無防備な振る舞いでしかないことが多い。

もし、ぴったりと背後に立たれたらどうすべきだろうか。身を固くすれば、その緊張は相手に伝わってしまうだろう。そのことによって、もしかすると相手は拒絶されたと感じてしまうかもしれない。以後は、なぜか訪問を拒否してくるなんて結末につながってしまうかもしれない。かれらには敏感さと鈍感さとが共存していることは既に述べた。

わたしが援助者として台所に立っていたなら、仕事をしながら鼻唄でも歌っているだろう。そして背後の相手に「この歌、知ってる?」なんて調子で語りかけつつ、相手の口を開かせる。「ん〜と、ほかには洗い物はないかな?」と尋ねてみるのでもよい。相手が何か答えてくれれば、それをきっかけに当たりさわりのない会話を進めながら、「そんな場所に立ってると、かがんだ拍子にお尻で突き飛ばしちゃうかもしれないよ。テーブルのところでちょっと待っててくださいね」とでも言うだろう、ユーモアを交えて。

では相手が何も返事をしなかったら? これはかなりこわいだろう(ただし患者によっては、援助者のユーモアを不真面目と解釈して黙り込んでしまったり、「もっときちんと仕事に専念してください」とクレームをつけてきたりして鼻白むことがある。これもフレキシビリティの欠如ゆえなのだろう)。慌てないほうがよい。

「あら、返事してくれないの?」と率直に言うのも一法である。「ちょっと狭苦しいなあ、わたしが振り返ったときに鉢合わせしたら困っちゃうよね」と言いながら、ゆっくりと身体を回すのがよいかもしれない。

第I章でも述べたように、相手と真っ正面に向かい合うのは威圧感を与えかねないので避けたいゆえ、いきなり振り向いて相手を驚かせないように心がけつつ、身体を回しながら横へ避けていくことになろうか。

●妄想なのか非常識なだけなのか

要するにこうした状況において考えられるのは、患者が援助者に対して妄想を抱いているか、それともかれらに特有の一種の非常識さないしはボディ・ランゲージの稚拙さに基づいているか、そのいずれかである。もし妄想であるなら、援助者に対して「オレの動向をスパイしたり何かを企んでいるうさんくさい人物」と患者が認識している場合がもっとも困る。つまり援助者を怪しみつつも恐れているのである。

そこでせめて相手に疑惑を募らせたり不安感をあおったりしないために、自分には他意がないし、あなたの味方であるといった感覚を与えるように腐心すべきことになる。思わせぶりで曖昧な言動は慎み、明るく屈託のない態度を貫くしかない。

精神科医の中井久夫は、幻覚や妄想に囚われているとおぼしき相手にそのような症状の有無を尋ねたいときには、あまり露骨な聞き方では相手を刺激してしまいかねないから、「ひょっとして、頭の中が忙しくない？」と質問するのが賢明であるといった意味のことを書いていた。

もし幻覚妄想が著しく（ただしそれが生々しい場合に限る。形骸化したまま、荒唐無稽なことを口走りつつ普通に生活を送っている患者はしばしば存在する）一触即発と感じたなら、早めに切り上げ（急いでいることは悟られないようにすべきだろう）、仲間に相談したり、場合によっては主治医に連絡して指示を仰ぐべきだろう。再度訪問するときは複数の関係者で行きたい。

「一種の非常識さないしはボディランゲージの稚拙さ」に根ざしているとしたら、患者が真うしろに立っているといった状態から抜け出した後で、「あんまり真うしろにぴったりと立つと、たいがいの人は戸惑っちゃうよ。驚かせたり誤解されたりすると、あなたの損になっちゃうから、気をつけようね」とでも助言してあげればよい。道徳や倫理を持ち出すのではなく、けっきょくはあなたが損をしてしまうのだと「損得勘定の文脈」としてアドバイスするほうがうまくいく。

恋愛感情に近いものを抱いているようだったら、「うーん、それは光栄だなあ。だけどわたしはあくまでもここに仕事で来ているのであって、仕事とプライベート、けじめをつけることが必要なんです。そうじゃないと、わたし、クビになっちゃう。そこらへん、理解してくださるわよね」とでも応じるべきか。

◉「こわいもの知らず」とプロは違う

こわい思いをすることについて、それを差別だとか共感が不足しているなどと非難することは誰にもできない。場数を踏まなければ、そつなく立ち回ることはできない。合点のいかないシチュエーションにおいてこわいと思うことは、ある意味で世間一般の感覚そのものであり、それを失ってしまっては相手に適切なアドバイスもできまい。無鉄砲であったりこわいもの知らずであることとプロであることは別問題である。

患者を前にしてこわいと感じたとしても、それを恥じたり道徳的に問題ありなどと自責的になる必要はない。むしろ職場で「なぜこわいと感じたのか」を討議の材料にすべきであり、案外ベテランでも似たようなことについて迷っていたり揺れていたりするものである。担当医に疑問をぶつけてみるのもよい（ちゃんと答えてくれない不親切な医者もけっこういるが）。

もっと誠実に振る舞えとか、ミもフタもないことを言うような人間がいたとしたら（ケース検討会で、具体的アドバイスを求められた際に「もっとフトコロに飛び込みなさい」と無意味な助言をして保健婦を煙に巻いていた医者を知っているが、わたしはこういった抽象的かつ空疎な発言は犯罪に近いと思っている）、それは現場での経験がないくせに知ったかぶりをしている「尊大な臆病者」と思って間違いない。率直な気持ちを押し殺してしまっては、納得のいく援助活動など不可能となってしまうだろう。

分裂病患者への接し方のスタンス

◉近づく患者、逃げる患者

何事につけてもかれらは、どうも両極端な二つのタイプに分かれてしまいがちのような気がする。対人関係における物理的な距離にしても、むやみに近づきすぎ、こちらの視界が相手の顔で覆いつくされるほどに近接してしゃべってくる人がいる。唾が飛ぼうと食べ物のカスが飛ぼうとおかまいなしで、いつしかこちらは上半身をのけ反らせているような案配となる。さきほど述べた「真うしろにぴったりと立つ人」も、このジャンルに属するのであろう。

他方、さながら孤高を保つというか超然としているというか、とにかく他人を近づけたがらない、近づきたがらないタイプがある。愛想もなければ親しみの感情を示すこともない。表情の変化もほとんど見られない。なにか腹を立てたり気に食わないことでもあるのかと訝りたくなるものの、誰に対しても普段から同じような態度を貫いている。

いずれのタイプにせよ、「ま、そんなもんだ」といった認識がなければ、戸惑ったり余計な深読みをしたり、ときには「わたしだったらあんな態度はとらない！」と勝手に自分と混同して不快感を覚えたりして、関係性に不具合いを生ずる。

人柄のトーンにしても、きわめて子供じみた幼稚な印象を与える人がいるし、気難しくて偏屈な印象やむしろ哲学者じみた印象を与える人もいる。前者にはスキンシップを交えた気安げな接し方が効果的かもしれないし、楽しげで明るく大きな声をかけるほうが効果的な可能性が高い。後者にはスキンシップなど逆効果だろうし、声は落ち着いた低めのほうが適切だろう。

ときには物腰が穏やかなうえに対応もきわめて自然で、この人は本当に病気なのかと首を傾げたくなる人もいる。そういった人はおそらく、ストレスに対する脆弱性が高いがために(つまり心に〝ゆとり〟がない)、あるいは新たなものにチャレンジするだけのエネルギーが不足しているがために、結果として人生における低空飛行を強いられている人たちなのだろう。外見ほどに本人が気楽な気持ちでいるとは限らない。だから、あまり「ガンバレ!」などと叱咤激励しないほうがよい。

◉かれらは意外なことで苦しんでいる

健常者からはちょっと想像のつかないようなことに、かれら分裂病の患者たちは苦しんでいる場合がある。

ある人にとっては、心配の種の最たるものはアパートの契約更新のことであった。彼は生活保護で単身独居であったが、もし次の契約更新を大家が拒否したらどうしよう、自分はホームレスになってしまうのではないかと悩んでいるのであった。べつに他人へ迷惑を及ぼしているわけではないし、家賃もきちんと払っている。が、精神障害であることを黙って入居しているので、それがバレたら大変だと恐れているのであった。

彼は勤め人として毎日きちんと出かける〝ふり〟をしなければ、大家に「見破られる」と信じていた。そこで週のうち三回は作業所に出かける。が、他の日は作業がないのでなんとか昼間の時間をつぶさなければならない。図書館で新聞を読んだり、デパートで熱帯魚を眺めたりして過ごすのだが、彼にとってはそれが苦痛以外の何ものでもない。他人にとっては暇でうらやましい限りの生活だが、当人にとっては苦痛と不安に満ちた毎日なのである。

このような苦しみは、当人が語ってくれない限り我々には考えが及ばない。となれば、どこまで我々は彼の内面に深入りすればよいのだろうか。

結論から言えば、あえていろいろ聞き出す必要はなかろう。神経症（ノイローゼ）のレベルならば、心配事やわだかまりを相手へしゃべることで自分なりに整理がつき、腹を据えて事態を改善していく手がかりを得られる可能性は高い。が、分裂病の人にとっては「こだわり」がやたらと強かったり、どこか悩むこと自体を自らの仕事と考えているフシがあったりして、吐露や披瀝が解決への近道といった簡単な話にはならないことが多い。不自然なかたちだけれど相応に安定していた状態を、介入によって揺さぶることになりかねないのである。

◉要するに理解しきれないのだ

だからせいぜい関係性を良好に保ち、もし相手が相談や述懐をしたいのならばいつでもウェルカム！といった程度にお膳立てを整えれば上出来なのであって、それ以上は「お節介」である。自分の優しさを見せびらかせたり充実感を覚えたいがためにやたらと内面へ踏み込んだりすると、後悔することになりかねない。差し出がましいことと、気さくであることとは別なのである。

要するに我々はかれらを理解しきれないのである、残念なことに。またかれらも十分に理解されることを望んでいるとは限らない。自我境界の弱いかれらは、あまりに理解されすぎると、相手に脅威を覚えかねない。そしてかれらは常識を欠いたように見える言動をとりがちだが、それこそが彼らの「生きにくさ」であると割り切り、ときには軽く「いなし」、ときにはごく常識人の立場から助言する程度で対応したい。

かれらは権威主義的なところが結構あるので(それもまた柔軟性を欠いた精神のなせるものなのだろう。権威主義とは、つまりもっとも単純明解な分類法に執着することなのであり、それは水戸黄門などの時代劇のわかりやすさに通じる)、医者の言うことは重視しても、看護婦や保健婦やヘルパーなどの言うことは軽んじることがある。そんなことでいちいち自尊心を傷つけられる援助者がいたら、転職を考えたほうがよいかもしれない。また逆に、医者にあれこれと気楽に言うことがためらわれ、だからむしろ看護婦さんたちには比較的心をひらく、といった場合もある。

かれらの権威主義的傾向を念頭に、もしも関係性がこじれたときには、患者にとって「偉い人」をさっさと担ぎ出したほうが事はすんなり収まる。

●「妄想を主張せずにはいられない立場」を尊重する

形骸化した妄想を抱えたまま普通に生活している患者がいる。天皇の隠し子であるとかアメリカ大統領の息子であるなどと言いながら生活保護に甘んじていたりすると、つい突っ込みを入れたくなるが、そういった矛盾に対して当人はまったく無頓着なのである(余談であるが、わたしは過去に「自分は岸恵子の同胞ないしは親戚である」と主張する女性患者に二人ならず三人も遭遇している。これは何を意味するのだろうか。岸恵子という女優には妄想親和性な要素があるのかもしれないと想像すると、精神病理学的関心がむくむくとわき起こってくる)。

つまりかれらは必ずしもすべての帳尻を合わせないでも平然としているような牧歌的なところを併せ

持っている場合がある。そんなときには、こちらも適当に相手の妄想に合わせておけばよい。それは迎合でもなければ相手を小馬鹿にしているのでもない。まあ無理に賛同する必要はないのであって、「へえ、高貴なお人だったんだねえ」「ならば、岸恵子さんと一緒に映画に出ればよかったのにねえ」といった具合いに相手の「妄想を主張せずにはいられない立場」を尊重してあげればよろしいと思うのである。

こちらが信じてもいないことを、無理に信じているように嘘をつく必要はない。ただし妄想に基づいた相手の主張をとりあえず受け止め、それを前提とした受け答えはしてもかまわないわけである。また、あまりにも突飛ならば、「え〜、わたしにはわからないなあ」「ちょっとわたしは感覚が鈍いのかもしれないね。だってそんな不思議なこと、想像もつかないんだもん」と素直に困惑を表明すべきである。それは相手の言い分を否定しているわけではないし、貶めてもいないのだから。

援助する人間が複数にわたる場合は、お互いの対応法に足並みがそろっていないと困る。もちろん援助者それぞれで個性が違うからまったく同一の対応をする必要はないが、基本的な姿勢はそろえておいたほうがよい。

見えないレール

◉「ミスター山手線」のレール

先に述べたように、かれらがいきなり暴力を振るってきたり衝動的につかみかかってくるような心配はまずない。わたしは幻覚妄想に駆られて殺人や傷害事件を犯したり、興奮や錯乱が著しくしかも回復の芳しくない患者を多く入院させている閉鎖病棟を担当している。覚醒剤中毒者も含まれていて、刺青を彫り込んでいる患者の率がやたらと高い。そんな病棟ではあるけれど、たとえばうっかり背中を見せた途端に攻撃されるとか、すれ違いざまに殴られるなどの事故に出会ったことはない。

唯一、K氏（分裂病）だけは例外で、彼は一日中病棟をぐるぐる徘徊するだけの生活を送っていて、それは痴呆老人の徘徊とは異なる。どうも彼なりの不可解な妄想的ルールに則ったループ状の路線が病棟には存在していて、それを足でたどることが、自分に課せられた「使命」と心得ているらしいのである。ミスター山手線といったところか。

妄想の内容はけっして語ろうとしないのでわからないが、毎日彼を観察していると、しだいに病棟の床に透明なレールが敷かれているのが見えてくるような気分になる。なぜか急に、ぴょん！　とその場で跳び上がったり奇異な振る舞いを示すこともある。そして、うっかり彼の頭の中にのみ思い描かれている「幻のレール」をまずいタイミングで横切ると、K氏はひどく立腹して相手を怒鳴りつけたり拳を振り上げる。事情を知らないと、彼の怒りや暴力の由来はまったく見当がつかない。

このように余人にはうかがい知れぬ妄想と衝動性とが結びつくとなると、確かにK氏は危険な存在であるといえるかもしれない。だからおそらく援助者にとって不安なことのひとつは、K氏の透明なレールを横切ってしまうがごとく、ごく当たり前の振る舞いが相手にとっては怒りや衝動をスイッチ・オンする合図となってしまいかねないのではないか、なにしろ相手はどんな突飛な妄想を抱いているのかわからないのだから、といったことであろう。なるほどそれはもっともな懸念である。

ただしそういった一触即発の患者は、やはり退院の対象とはならないのであって、少なくとも読者が援助の場でK氏に遭遇する可能性は低いと思ってかまわないのではないだろうか。なるほど何かのきっかけで症状が再燃し、その結果としてきわどい危険性があぶり出されてくる場合はあるかもしれないが、そんなときにはたいがい、クスリが手つかずになっている（つまり怠薬）のに加えて不眠がつづき、室内の乱雑さもいつもとは比較にならなくなっているものである。

「ちょっとヤバイ感じとか、あるのかな？」「なにか差し迫っていることでも？」などと囁いてみてもむしろ黙り込んでしまうだろうし、さきほどの、「ひょっとして、頭の中が忙しくない？」といった質問をしても相手にされないかもしれない。

再燃ゆえに違和感や緊張感が高まり、相手を日常感覚へ連れ戻す働きかけが難しそうだと感じたなら、とにかくいったん撤退し、皆で協議をして次の手立てを考えるほうがよい。時間をおいて、あらためて複数で訪問することで状況を確認することが第一となるかもしれないし、誰かがヒントとなるような情報を提供してくれるかもしれないし、担当医への連絡を考慮すべきことになるかもしれないし、いずれにせよ一人だけで判断するには苦しい事態である。本当に危険な局面を迎えつつあるのだとしたら当然のことながら「ああ、撤退してよかった」ということになるだろうし、もしそれが思いすごしや一過性のものでしかなかったとしたら、この患者のパターンを理解するうえで重要な情報を得たことになるだろう。

◉「不安」は貴重な情報源——援助者失格ではない

援助者が不安を覚えたり臆病な気持ちに囚われ、しかもそれがじつは「気のせい」でしかなかったとしても、だから援助者失格といった話ではない。恥ずかしい話ではない。判断ミスと映ろうとも、これから業務をつづけていくうえでの大切な情報となり体験となることは間違いなかろう。

援助者がプロであるということは、無鉄砲であったりこわいもの知らずであることとはまったく別なのである。手持ちの知識や経験でカバーしきれない不安や臆病な気持ちを感じたとしたら、それを否認する必要はない。率直な感性を大切にしたい。患者がより世間で生きやすいようにと願うなら、実際には危険でもないのに援助者をうろたえさせたりこわがらせるに至ったものは、まぎれもなくそれが患者が社会から誤解されかねない損な要素と見るべきである。それは援助者によって検討され嚙み砕かれ、アドバイスのかたちで患者へと還元されるべきものであろう。

◉自分なりのレールを敷こう

ところで、病状は安定しているはずなのに、患者が妙に依怙地さを見せ、すぐに臍を曲げてしまう場合がある。甘え半分なのか、気持ちを整理しきれないのか、人格変化なのか、こちらとしてはあまり非があったとは思えぬようなことに対して、すぐに不満を表明したり怒り出す場合がある（ときにはそれが病状再燃のサインである可能性もある。怒りっぽい人なのか否かといった情報は、あらかじめ病院等から得ておくべきだろう）。

こうしたとき、あまり反論をしたり理屈で押していくのは得策ではない。どうせこちらが言い勝ってしまうのだし、そうなると怨恨だけが一人歩きしかねないのだから。

こうした状況においては、わたしはわざと自問する形で対応する。

「う〜ん、じゃあ、あのときのわたしは余計なお節介をしちゃったのかなあ。わたしとしては、テーブルの上は片づいていたほうが何かと便利だと早合点して整理整頓しちゃったんだけど、あなたの都合ってものもあったんだよねえ。これから気をつけなきゃなあ」といった具合いに、自分の思考プロセスをさらけ出すことで、相手に感情的にも理屈的にも納得してもらおうとする。直接に相手とは衝突しないぶん、丸く収まりやすいようである。

またケースによっては、とにかく謝っておいて、あとは余計なことなどしゃべらずに淡々と仕事をこなしたほうが無難なこともある。そのあたりの見分け方は、正直なところ、「出たとこ勝負」でいくしかない。

分裂病患者へ対応をするには、これに沿ってさえいれば間違いなしといった絶対確実なレールは存在しないようなのである。日々の援助活動の手ごたえをフィードバックさせながら、自分なりのレールを敷いていくしかなさそうである。

◉かれらの精神的な脆弱性について

精神分裂病に関する項目の最後として、ストレスに対しての精神的脆弱性（もろさ）について触れておきたい。

かれらはじつに繊細でガラス細工のような側面を見せることがある。道端で通行人へビラやティッシュペーパーを配っている人物が、たまたまタイミングが悪くて患者には渡してくれなかったことで「わたしは無視された、世間から排除された」とひどくショックを受けてみたり、喫茶店に入ったら向こうのテーブルの客がたまたま咳払いをしたからと、それを奇妙に重大視して「あれは、わたしが分裂病であるということに気づいて、あてつけがましくしているのだ」と解釈し、たちまち精神が過敏モードに切り替わって妄想の世界へ突入してしまったり、駅の自動改札の調子が悪くて患者がちゃんと切符を入れたのに通行止めをくらってしまって、そのことに対しいつまでもくよくよ悩んでみたりするわけである。

すなわち日常生活のあらゆる場面に、かれらにとっての危険因子が潜んでいることになる。まあそれはそれとして、ここで分裂病患者かその家族から結婚について尋ねられた場合を考えてみよう。

結婚をするのは本人の勝手である。医者や援助者があれこれと口出しする筋合いのものではない。が、わざわざ本人や家族が意見を求めてくるのは、つまり子供を生むべきか否かを遠回しに質問している場合が大部分なのである。とくに遺伝について知りたい、ということが多い。

分裂病と遺伝との関係については、答えるのに慎重を要するだろう。なぜなら遺伝というものは一種の運命論的なニュアンスを帯びているからである。さもなければ、両親のどちらの「血統」が悪かったのかといった犯人探しに直結しかねないからである。

遺伝については、一卵性双生児についてデータを集めてみればよい。一卵性ならば、遺伝子はまったく同じはずである。だから、分裂病が百%遺伝に基づく病気ならば、片方が発病した場合にはもう片方も百%発病しなければ理屈に合わない。古今東西、数多くのデータが蓄積されており、それらを平均すると、一卵性双生児における分裂病発病の一致率は六割五分前後に落ち着くようである。

これは決して低い数字ではない。しかし残りの三割五分は発病しないのだから、どうやら遺伝はある程度までは関与するものの、実際の発病にはもっと他の未知なる要素（それもおそらく複数の要素）が深くかかわっていることが推測される。遺伝によって発病のしやすさはある程度高まるものの、運命論ないしは犯人探しの点からは、何も断定はできないといった結論となる。

そこでわたしが結婚について意見を求められたなら、さきほどの六割五分の数値を教え、ある程度のリスクはあるがあえて「危険だからやめなさい」などと助言すべきほどのものではないと思うと述べる。ただし、そこに一つの条件を加えることを忘れない。

分裂病の患者が子供を得て（ことに女性患者が子供を産む際には、クスリが子供に及ぼす影響を考えて、ある程度の減薬が必要となるなど面倒なことがいろいろ出てくる。また出産が心身に与えるストレスは大変なものである）、一人前になるまで育て上げるには実にストレスフルな場面が待ちかまえている。身体的にも経済的にも負担は大きい。そこで、ひょっとしたら子育ての最中に病気が再燃したりギブアップしてしまう可能性は少なからず存在する。だからそんな状態に追い込まれた場合に、代わりに子育てをしてくれる家族や親戚がいるのかどうか。そこを問いただす。

もし肩代わりをしてくれる人がいそうになかったら、それは残念ながら諦めるべきだとわたしは語る。そうでなければ子供に迷惑ではないか。無責任ではないか。愛さえあれば、なんて寝言を言っている場合ではないのだと、はっきり伝えるのである。

分裂病であるがための脆弱性を自覚し、それなりに用心深く人生の選択をしていくことは病人としてのエチケットであるとわたしは考える。子供が生まれればハッピーといった甘っちょろく無鉄砲な判断は困る。病人であるがためにさまざまな援助を受ける権利があると同時に、ハンディを負わざるを得ない現実に目を向けてもらうことも同じように大切だということなのである。

うつ病について

◉援助者が「うつ」と出会うとき

うつ病ゆえに仕事を失い、家族も離散し、活気も精彩もないまま日常生活も満足に営めずに行きづまり、そのため生活保護を受け、援助者による訪問やケアを必要とするに至ったケースというのは、頻度としてはかなり低いのではないかと思う。なぜなら、典型的なうつ病ならばそれが年単位で延々とつづくことは考えにくいからである。

援助者が「うつ」と出会うのは、本来の援助対象である当人（それは身体の障害であったり痴呆であったり、ときには慢性期の分裂病であったりするのだろう）よりもむしろ、介護する立場にあるはずの家族の様子こそが「まぎれもなく、うつに見えた」とか、あるいはうつ病という触れ込みで自宅にひきこもっている家族が一名いて訪問のたびに顔を見かけるのだけれど、ちょっと風変わりでこそあってもその人が「本当の」うつ病とは思えない――そんな具合いに、本来の目的からはちょっと離れたところで気がかりになる場合が多いのではないだろうか。さもなければ、援助している相手に新たにうつのトーンが加わったように感じられたといったケースもあるかもしれない。

一一三頁でも述べたように、抑うつ状態は非常にまぎらわしい。うつ病であるという情報を耳にしたら、それは本当に精神科を受診して告げられた病名なのか否かは確かめたほうがよい。じつは家族のほうが「抑うつ状態イコールうつ病」といった発想から勝手にうつ病と称しているだけかもしれないし、分裂病とか痴呆といった病名を気分的に受け入れがたいがためにいつしかうつ病にすり変わってしまっているといった事態は稀ではない。また精神科医のほうがあえて断定を避けて「抑うつ状態」「神経衰弱状態」「自律神経失調症」などと曖昧な言い方をすることもあるので、そのあたりから誤解が始まってしまっている場合もある。

うつ病については、まず規範となる病像について述べておきたい。もしかするとうつ病は、この本を読んでくれているあなたのほうが今後かかる可能性は高いかもしれないから、そういった点でも多少の知識はあったほうがよいと思うのである。

◉心も体も「萎んだ風船」

最初に、精神症状。必ずしも抑うつ気分が前景に出てくるとは限らない。むしろ気分が億劫で何事に対しても興味や関心がわかなくなってしまったとか、いくら集中しようとしても考えが進まず頭が鈍くなってしまったように感じられてしまうとか、何かを判断したり決めたりしようとしても心が重苦しくてどうにも決断力が働かないとか、自分がいかに取るに足らないちっぽけな存在にすぎないかといったことばかりが妙にリアルに感じられたり、さながら精神から潑剌さや瑞々しさが失われてしまったかのような状態に陥ってしまう。時間の流れは遅く感じられ、自分ばかりがエネルギッシュな世の中から取り残されているかのような「よるべ」のない気持ちとなる。涙もろくなったり溜め息をつきがちになり、風船が萎《しぼ》むように普段の覇気は失われていく。

身体はだるく、すっきりしない。頭が重かったり、唾液が出なくなって口がにちゃにちゃしたり、消化器の動きが悪くなって便秘がちとなったりする。当然、気分の塞ぎとも相まって食欲はなくなり、おいしさも感じられず、体重も減っていく。身体のあちこちが不調を呈し、いわゆる不定愁訴が目立つ。

心も体も不調なのだから、考え方もマイナス方向へ傾きがちとなる。取り越し苦労をして、ときには不安や焦燥でいたたまれなくなることすらある。絶望や哀しみや、「もう、取り返しがつかない」と何もかもが手遅れとなってしまったかのような痛恨の情が本人を追いつめ、おしなべて患者は自分を責める。他人のせいにしたり、社会が悪いなどと逆恨みはしない。

自分を責め、悔い、絶望し、引け目と「もどかしさ」とに逸《はや》るあまりに、ときには自殺といった手段を選んでしまう。しかもその自殺の方法は、手首を切るとか大量服薬をしてから自殺予告の電話を誰かにかけるなどといった芝居じみたものではなく、首を吊るとか電車に飛び込むといったラジカルで確実性の高い方法に偏りがちとなる。

不眠も見られる。ことに、心身ともに疲れ果てているというのに、夜中とか明け方——すなわちまだ暗い時刻に目が醒めてしまうことが多い。もちろん爽快感とはほど遠い目覚めで、そのまま暗い中で取り越し苦労やマイナス思考による煩悶を繰り返すことになる（こうしたかたちの不眠パターンを早朝覚醒と呼ぶ）。

したがって朝の起床時刻には、うつ病患者は気分的にくたくたになっている。朝が最低。しかし夕方や夜になると、多少なりとも気分が持ち直してくる。このような、一日のあいだにおける気分の変化パターンを日内変動と呼ぶ。早朝覚醒と日内変動とは、うつ病で百パーセント認められるものではないが診断上の重要な指標になると言われている。

もっとも、日内変動のことを看護学校の授業などで話すと、「わたし、低血圧なもんで朝がまるで駄目なんです。わたしもうつ病予備軍でしょうか」などと能天気なことを質問してくる学生がときおりいる。もちろん答えは否で、そんな質問をする前に食習慣や生活リズムを改めるのが先決であろう。なぜその学生がうつ病でないかといえば、朝、「じゃあ、今日はそのまま休みにしていいから、ベッドへ戻っていいよ」と言われたら、くだんの学生は大喜びでベッドへもぐり込んで寝てしまうに違いないからである。うつ病だったら、ベッドへ戻っても今さら眠れないことがわかっている。取り越し苦労のつづきで悶々とするだけであるし、休むことに対する気まずさや不安のほうが先に立って、呑気に惰眠をむさぼることなどとうていできるはずがないからである。

◉治るのが苦痛、ということもあるかもしれない

うつ病治療の基本はクスリである。抗うつ薬を中心に、必要に応じて眠剤や軽い安定剤を加えたりする。カウセリングとか精神分析といった方法は、少なくとも症状が落ち着いた状態でないと対象にならない。カウンセリングや分析を受けられるだけの心の余裕を、うつ病の真っ最中の患者はもち得ないからである。

治療期間は一般的に三か月が目安といわれる。一年間は春夏秋冬から成り立っているから、時間的にまるまるひとつの季節が養生に費やされるということになる。もちろん重症度によって長短はあるし、養生のあいだはずっと仕事から離れて臥床しているといったわけではない。社会復帰への「慣らし運転」をも含めての話である。

ただし、ときにはうつ病が遷延化してしまうこともある。そこそこのところまでは改善し、あとひと皮かふた皮も剝ければゴールなのに、なぜかそれ以上なかなか良くならない。そんなケースが増えている印象がある。

わたしの治療法がへたといわれればそれまでだけれど、症状がひととおり消退してあとは職場や普段の生活へ戻るといったあたりで「病い」が逡巡してしまう。うつ病でリタイアしていたのが今度は現実へ直面するという段で、神経症のかたちに変化してしまったり、潜在していた人格の問題が前景に出てきたりしてしまう。うつ病が別なものにすり変わってしまって、今まで以上に厄介な事態を迎えてしまうことすらある。

こういったケースを診ていると、当人にとっては健康に戻ることのほうがかえって苦痛であって、うつ病を媒介としてそれまで先送りにされてきた当人や家庭の問題が急にクローズアップされてきたかのような印象を覚えてしまうのである。そうなると、心の病いを得ることはたんなる「心の風邪」といった呑気な話では済まない気がしてくる。そのことについては、次章であらためて考えてみたい。

閉塞した家庭について

◉訪問先にうつ病らしき息子がいる、さてどうするか

援助のために家庭を訪れたら、介護に当たっている家族があたかも「うつ」に見えたとしよう。介護の負担や将来の見通し、金銭問題、ストレスなどによって疲れ果てているだけかもしれない。あるいは病名としての「うつ病」に相当しているかもしれない。負荷を軽くしてあげることはもちろん重要だが、家族が正真正銘のうつ病だとしたら、当然、介護の能率は著しく悪い。それどころかもっとも心配されるのは、自殺ないしは心中である。うつ病であるならば抗うつ薬の服用によって確実に症状が楽に

なる。援助者の立場から、家族自身に精神科医への受診を勧めることはケアの計画に大きな意味をもつことになるだろう。

もっと別な話——たとえば訪問先に、うつ病との触れ込みで自宅にひきこもっている息子でもいたとしよう。それとなく尋ねてみると、実際に精神科で診てもらったことはないらしい。一時期は家庭内暴力があったりいろいろ問題があったそうだけれど、近ごろではすっかりおとなしい。何もしなくなり、ほぼ社会的ひきこもりのまま何年も経過しており、テレビを見たりゲームをするほかは友人との交渉もなく無為な生活ぶりである。しばしば意味もなく薄笑いを浮かべながら家の中でごろごろしているが、年齢相応の活気がないので、家族は息子をうつ病と勝手に思っているだけである。

もしそんなケースがあったら、わたしはその息子を分裂病では？ と疑うだろう。陽性症状が「ありがちな家庭内暴力」として片づけられ、陰性症状がそのまま「うつ病」と認識されたまま未治療の慢性期患者となって経過している可能性を思い描いてみるわけである。

もっとも、だから読者が「もしかするとあなたのあの息子さん、うつ病なんかじゃなくて分裂病かもしれませんよ」などと指摘することが妥当かどうかは難しい問題だろう。そのまま見すごすのも気がひける。当人にとってもかわいそうである。が、家族にとっては家庭内の「痛い」ところを突かれた気分になって、激しい反発をしてくるかもしれない。感情的にこじれて、援助活動そのものが中断してしまう懸念すらある。

わたしが援助者としてその家庭へ訪問を繰り返しているとするなら、さしあたって余計な指摘は控える。気どって言うなら「指摘が可能となるだけの関係性が築けるまで、時期を待つ」。ただし、自分が当面の援助対象としている人物——仮に痴呆老人だったとしよう——へのアプローチはさておき、その人物以外に未治療の分裂病を抱え込んでいる家庭というのはかなり手を焼くことになりそうだと予想することだろう。懸念される問題は、以下の二つである。

家庭そのものにあるのだから、これから先、この家庭にいろいろな提案や協力要請をしてもスムーズにいくとは限らない可能性が高い。むしろ現状維持のままでかまわないから放っておいてほしいといったかたちで拒絶される危険性すらあること。

◉破綻できないほど孤立している可能性

まず、分裂病の息子に対してうつ病であると無理に信じ込んで現状を否認してしまうといった心性が

もうひとつは、二名の病人（分裂病の息子と、援助対象である痴呆老人）を内に抱え込んでなお破綻しない家庭というのは、それだけ世間の流れから隔絶し孤立した家庭であるということ。危機感や価値観が麻痺し、その家庭独自の論理が機能し（ことに見栄だとか宗教、近隣や親戚への敵対意識などがからむと常識なんかいくらでも歪んでしまう）、しかもこれだけの負担があってもなお全面降伏しないだけの肉体的・精神的・時間的・金銭的な余裕が残されているということである。そうなると、ただ手をこまねいているだけでは、家庭全体が病んだままませいぜい援助者が上っ面を手助けする程度で終始してしまいかねない。それ以上援助者が踏み込むことは許されないかもしれないのである。

ある意味で、こういった家庭は破綻しないだけ始末に悪い。破綻すれば、外からの空気、つまり世間並みの常識や価値観が入り込み、家族も相応の現実感に基づいて物事の判断が可能となるだろう。が、家庭が精神的な密室状態では「まっとうな感覚」が成立しない。

こういったシチュエーションは、むしろ虐待などを考えてみたほうがわかりやすいかもしれない。

多くの幼児虐待においては、最初から子供が憎くて親が虐待を加えていたわけではない。成長発達が遅いとか、どこかに障害があるといったマイナス要素がまず親に不安感や不満感を植えつけ、そこで子供が言うことを聞かなかったり親の意に沿わなかったりするとき、親は「躾け」と称して暴力を加え、暴力に対する子供の反応を「素直でない」「逆らう」「うるさい」「まだわからないのか」と認識してなお暴力を加えるといったパターンを形成する。親としては、自分の振る舞いは当然のことであり、躾け・教育といった大義名分のもとにおこなっていると信じているのである。

客観的に眺めればただの虐待も、加害者当人には「親としての当然の行為」となっている。子供が逃げ出して警察へ訴えるはずがないから、こうした図式はそのまま誰かの通報があるまで維持されることになるわけである。

◉では我々に何ができるのか——「連絡をつける才覚」とは

つまり、風通しの悪い家の中ではどんなことでも起こり得る。家族一人ひとりを見れば純朴であったり善人であったり屈託がなかったりしても、家族というトータルとなればどのような力動が働くかは時として想像を越える。

うつ病の話から脱線しつつあるけれど、仮に痴呆老人と、「うつ病ということになっているけれど本当は分裂病」の息子との双方を抱えた家庭というものがあったとしたら、それはまことに気の毒であるし、それでもなお頑張っている家族に敬意を表することも必要だろうが、だからといってそうした家庭に善意と常識だけを提供しても必ずしもうまくいくとは限らないといったシニカルな事実を、わたしは書き記しておきたいのである。なまじっか悪意が存在しないだけ悲劇かもしれない。そして幼児虐待や老人に対する虐待も、閉塞した家庭内状況での「誤った論理の暴走の果て」といった意味では、存外に似たりよったりなのである。

では対応策とは何か。家族の「目を覚まさせる」のは困難である。とにもかくにも家庭は営まれており、家族は長い時間をかけて「ま、そんなものだ」と思うに至っているのだから。

虐待については、犯罪レベルであったら通報しかあるまい。ただし通報と簡単に言っても、それを決断することは容易ではない。早いうちから関係者を集めて協議をするべきであろう。これには責任を分散させて（逆恨みをされたり、逆に告訴される可能性とてあるのだから）気分を冷静に保つといった意味合いもある。通報といったレベルでないとしたら、虐待されている当人を家庭から救い出すことが必要になる。つまり入院とか施設入所のかたちで引き離す。それはまた家庭へ外からの空気を入れることでもある。しかしこれもまた個人的な判断だけで推進できるものではない。同僚や上司、関係機関の理解と協力がなければ実現は不可能であろう。

事態はまことに厄介である。そう簡単に解決がつくものではない。悔しいけれども、どうにも手の出しようがない場合はいくらでもあるだろう。わたしなりの最良のアドバイスとは「自分だけで問題を抱え込むな」「自分だけで悩むな」ということであり、すぐに解決がつくとは限らなくともせめてチャンス到来に際してそれを生かしきれる体制を整えておくことであろう。そして援助者に求められる能力のひとつは「億劫がらずに、必要な人たちに連絡をつける才覚」ではないかと思うのである。

知って得するうつ病の知識

◉エイズ・ノイローゼで自殺した大学教授

うつ病に関連して、知っておけば「ひと味違う」いくつかの知識をここにあげておこう。ひとつは心気症（ヒポコンデリー）である。心気症とは自分が何かしら重大な病気にかかっているのではないかと心配し、いくら検査や受診で懸念を否定されてもなお病気疑惑にこだわるといった状態を指す。つまり病気ノイローゼであり、ときには「癌ノイローゼ」とか「エイズ・ノイローゼ」といったかたちをとる。

こうした病態は単独に出現したり、文字どおりノイローゼ（神経症）の症状として出現することもあるが、ときにはうつ病の症状といったケースがある。病気の心配をしていれば当然ながら気分は沈むし精彩もなくなるだろう。不眠があっても当然だし、食欲が落ちて体重減少があっても不思議ではない。体調も不良となって、それがなおさら心気症状を強めていく。

平成四年に、某地方都市の大学教授(五二歳)がエイズ・ノイローゼによって自殺をしたという事件が報じられたことがあった。

英文学の教授であった彼は、英国へ研究のために半年ほど留学していたが、神経衰弱状態で一〇月に帰国することになった。帰国時にはかなり憔悴しており、彼は自分がエイズに冒されているのではないかと思い悩んでいたという。戻ってから二回もエイズ抗体の検査を受けたのにちっとも安心できず、専門書を読みあさっては自分に該当する症状を見つけ出して愕然としていたらしい。『週刊新潮』には、その経緯について同僚の談話が載っている。あまり品の良い内容ではないが、ここに引用してみよう。

彼はノイローゼ気味になっていたのですが、その原因はロンドンで起きたことなんです。何でも、がまんができなくなって、仕方なく公衆トイレへ駆け込んだ時に、そこでは、黒人二人がホモ行為をしていたというのです。行為の後始末をしたティッシュを怪我していた指で触ってしまった。それで、エイズに感染したのではないかと思い込み始めたのです。

内容の真偽はともかく、教授はまさに絶望感と恐怖とに圧倒されていた。やがて、いっそ死にたいといった気持ちに傾くようになっていった。帰国して二か月、冬へ突入した一二月八日未明に、ついに教授は自殺したい旨を妻へ打ち明けた。

常識的には、妻はそんな夫の言い分を否定するはずであろう。だが帰国以来夫の悩み苦しむ姿に心を痛めていた妻は、冬の明け方といった暗く特異な雰囲気の影響もあったのかもしれないが、彼の自殺願望に同意してしまったのである。それどころか、首を吊った教授がまだ死に切れないからと、妻は胸部にナイフでとどめを刺し、それから警察へ電話をした。結末は、夫の死亡と妻の自殺幇助罪ないしは殺人罪といった悲惨なものとなってしまったのであった。

この事件についてさきほどの『週刊新潮』は「思い込みが引き起こした不可解な事件である」と記事を結んでいたし、多くのマスコミの報道もエイズ・ノイローゼの行き着く果てといったニュアンスで報じていた。

◉心気症状をメインとしたうつ病だった?

ところがこの事件は、おそらくただのうつ病なのである。ことに心気症状が前景に出たうつ病と思われる。

なぜなら、まず教授には英国留学といった一身上の大きな変化が訪れている。うつ病は悲しいことやつらいことがあるから生ずるとは限らない。昇進とか栄転といったおめでたいことも契機となる。つまり環境の大きな変化が、ボディブローのようにうつ病親和性の人には「効いて」くる。

また年齢的にも五〇~六〇歳は危険ゾーンである。慣れぬ英国生活はおそらく教授にとってかなりの負担となったのであろう。相応の成果をあげて帰国しなければならないのだから、けっして気が楽なわけではない。そんな状況下に、なんらかのエイズ感染を危惧させるような出来事に遭遇し、そこで心気症状をメインとした抑うつ状態がじわじわと心をむしばんでいった。

周囲はせいぜい疲労だとかストレスといった程度のものと考え、また教授といった地位ゆえにかえって精神科受診に躊躇《ちゅうちょ》するといった事情があったのかもしれない。抗うつ薬の服用が必須であったのにそれは放置され、時間の推移にしたがって教授は追いつめられていった。妻までが夫の絶望感へ巻き込まれてしまった。

そして自殺を図ろうとしたのが明け方であったこともポイントであろう。うつ病における早朝覚醒や日内変動を思い起こせば、未明の首吊りにも納得がいく。一見したところはエイズ・ノイローゼであっても、実際にはうつ病であった可能性はきわめて高い。

ここでわたしが強調したいのは、心気症のうちにはうつ病の可能性が含まれており、うつ病ならばしかるべき治療で改善可能であるといった事実である。たんなる心配性の小心者と決めつけてはまずい場合がある。また高齢者では身体症状の訴えが多く、心と身体とは相関しているから身体症状が本当に身体問題とは限らず、不安や寂しさや不満の間接的な表現の場合もあれば、うつ病の可能性も多少は脳裏をよぎらせる必要があるということなのである。

◉痴呆のようなうつ病、うつ病のような痴呆

老人の場合、うつ病のもたらす億劫さや意欲の欠如、日常への関心が遠のき無気力となる状態が、あたかも痴呆を連想させることがある。そこで「本当はうつ病だが、さながら痴呆のように見える」といった状態を仮性痴呆と称する。痴呆は治らないが、仮性痴呆は抗うつ薬で治るのだから予後は大違いである。ただし仮性痴呆を呈する老人は、やがて本物の痴呆へ移行するケースが多いらしい。

大学病院にいたころ、開業医が老人性うつ病との診断で入院加療を要請してきたケースがあった。なるほどいかにもうつ病といった印象の老婆である。紹介状によれば、頭部CTでもとくに問題がなかったというのでそれを鵜呑みにして検査を省略していた。投薬を開始したが、ちっとも改善しない。老人だからクスリが効いてくるのにも時間がかかるのだろうなどと呑気に構えていたら、ある日、尿路感染症を起こして高熱を出した。あわてて感染症の治療をして解熱したところ、老婆はいきなり痴呆症状を前景に出してしまったのであった。驚いて頭部CTを撮り直してみると、脳の萎縮が歴然としている。

最初から痴呆と見なすべき病態だったのであり、しかし脳の萎縮に相応した症状がそのまま出現するとは限らず、以前の能力をなんとかぎりぎりに保っていたものの風邪や腎盂腎炎などの発熱とか体調不良であっという間にCT所見にふさわしい痴呆状態にまで転落してしまった次第なのであった。

家族からすれば、うつ病だったはずなのに、せっかく大学病院へ入院させたら痴呆になってしまった

というので納得がいかない。説明をするのに冷や汗をかいた覚えがある。どうもうつ病というのは、思いがけないときに鬼門となる。

◉転倒、クスリにも要注意

老人は転びやすい。大腿骨頸部骨折で寝たきりを余儀なくされたり、転倒事故の頻発が援助依頼へのきっかけとなることも珍しくない。転んだときに頭を打つこともあるわけで、せいぜいコブができるくらいだと本人も周囲も事故のことは忘却してしまう。ところが事故後一か月くらいの期間に、脳の表面と硬膜とのあいだに出血がじわじわと溜まって血腫となり、脳を圧迫してさまざまな症状をきたすことがある（脳は頭の骨に囲まれているので、硬膜下で出血すると血の逃げ道がないのである）。

これを慢性硬膜下血腫と呼び、急性期のような派手さはないが、意識レベルが軽く下ってなんとなくぼんやりし足元もおぼつかなくなったり、痴呆めいたりうつ病のように映ったりすることがある。一か月程度のうちに痴呆とかうつ症状を連想させるトーンがあらわれてきたら、慢性硬膜下血腫の可能性を考慮する必要はあるだろう。診断は頭部CTで血腫そのものが映るので簡単である。治療は頭に穴を開けて血腫を除去して洗浄するだけで、脳外科のドクターに言わせれば「大したことはない」らしい。

老人は内科や外科の薬をたくさん飲んでいる。インターフェロンやステロイドの副作用によって抑うつ状態が生ずるのは有名だが、潰瘍のクスリや降圧剤、心臓のクスリや抗パーキンソン剤など多くの薬剤が副作用としてのうつを起こし得る。うつ病を疑って受診させるときは、服薬しているクスリを必ず持参するようにしたい。

痴呆を考える

◉イヌを「ワンワン」と呼んでしまう失敗

うつ病と同じように、痴呆もまた今後我々が患者の立場となる可能性は大いにある。本気で自分は痴呆予備軍ではないかと心配をしている知人が、わたしの周囲には何名かいる。痴呆の家族を抱えている知人も何名かいる。複雑に屈折した親近感を、痴呆という「状態」に覚えずにはいられない。だからこそ我々は痴呆老人を前にしたとき、痴呆への対応に気おくれしたり、なにか根本的な思い違いをしているのではないかと心もとない気持ちに襲われることがある。

かなり古い話になるが平成元年一二月一三日付の『読売新聞』夕刊のコラム「よみうり寸評」にはこんな話が書かれていた。

「ホラ、ワンワンよ、かわいいわね」老人介護の研修を受けている四十代の女性が車イスのお年寄りに語りかけた◆横浜市の特別養護老人ホーム「さくら苑」の桜井里二苑長は、この語りかけ、イヌをワンワンと表現した言葉に胸をつかれる思いだった◆研修生ばかりか、老人ホームで働く職員でも、お年寄りに対してつい幼児用語を使ってしまう傾向があるのだそうだ。桜井さんは自分が年老いたとき、そのような扱いをされたら、かなわないなと思った◆老人について「二度童子《わらし》」とか「子供がえり」という言葉がある。筆者も先週のこの欄で「これから二度目の童子は増えるばかりだ」と書いた。何気なくである◆「ワンワン」を使った人も、ごく自然に使ったつもりだろう。だが、二度童子は決して童子そのものではない。長い旅路を歩んできた人生の先輩なのだ◆その軌跡を近い方から消しゴムで消してしまったように見えても、その状態を懸命に生きているのだ。と知れば、「ワンワン」は使えない。桜井さんのお便りで教えられた。

あらゆる援助において、イヌをワンワンと呼んでしまうような失敗をしてしまいかねない危険性を我々は背負っている。おそらく、盲点に類することは驚くほどたくさんあるに違いない。が、逆にほんの些細なことに気づくだけで、援助の質が著しく向上する可能性とてあるだろう。

わたしの基本的な考え方は「自分だったら嫌だと思いそうなことは、他人に押しつけない」ということなのであるが、わたし自身が偏屈でエキセントリックな生き方をしているので、基準とすべき概念にいまひとつ普遍性がない。そんな経緯もあって、次章で述べる「人それぞれで幸福といったものはどれほど違うものなのか」といった疑問を、いつも抱いているのである。

◉痴呆は治らない——それは悲観すべきことか

さて痴呆について、読者諸氏はそれぞれかなり具体的なイメージをもっていると思う。おそらくそのイメージに間違いはない。痴呆の定義はかなり明快なのである。濱田秀伯の『精神症候学』（弘文堂、一九九四年）によれば、「一度獲得された知能が、脳の器質的病変により持続的に欠損した状態」となっており、ポイントは二点ある。まず、知能が大幅に障害されるということ。また、痴呆はけっして「治らない」ということである。

後者から説明していこう。詭弁に聞こえるかもしれないが、そもそも治る「痴呆」があったとしたらそれは痴呆とは呼ばないのである。たんなる誤診にすぎない。うつ病の項で触れた仮性痴呆とか、薬剤の副作用でもたらされた一時的で軽い意識レベルの低下とか、内分泌のバランス異常などで痴呆もどきの症状が出ても、これは原因疾患への治療で治る。どうやっても治らないのが痴呆なのである。ではその事実は悲観主義を導き出すだけなのか？

なるほど知能が回復することはない。しかし、夜間せん妄だとか暴言・暴力、徘徊、失禁や弄便、妄想などは改善し得る。投薬や対応しだいで、周囲の手を焼かせてどうにもならなかった痴呆老人をそれなりに穏やかで健やかな老人に変化させることは期待し得る。

考えてみれば、同じ知能の持ち主であっても、うまく世間を渡っていける人物もいれば、トラブルばかり起こして疎まれる人物もおり、奇人変人の類もいれば人気者もいるわけで、知能とその人が社会に適応して安寧に過ごしていけることとはパラレルではない。当然の話ではないか。

したがってポイントの第一である「知能の大幅な障害」を、だから絶望的であるとか、もはや社会生活から脱落してしまった非日常的な存在であるなどと短絡してしまっては何も始まらない。

なぜ痴呆は異常に感じられるのか

◉「何を食べたか」と「食べたかどうか」の違い

痴呆といえば「物忘れ」である。痴呆も重くなると、四桁の数字の復唱ができなくなる。すなわち、四桁の数字を一時的にでもメモリーすることができなくなる。

これが何を意味するかといえば、電話をかけることが困難となる。通常、電話番号は数字を四つずつに区切ってプッシュするものであろう。一桁ずつメモを参照しながらプッシュすることだって可能だが、それではスムーズな日常は営めまい。電話番号はほんの一例に過ぎず、問題はあらゆる局面へドミノ倒し的に波及する。記憶力の低下は、明らかに生活の営みを難しくする。

『ボケの理解と予防』といった題で講演を頼まれることがときおりある。聴講者は中年以降の人たちが大部分であり、記憶力の低下がそのまま痴呆につながるのではないかと心配していることが多い。そこで意地の悪いわたしは壇上から尋ねてみるのである。

「皆さん、そろそろ物忘れが目立ってきて、ちょっと心配をなさっているのではないかと思います。そこで質問をひとつ。昨晩、皆さんが召し上がった夕食の献立、どんなメニューだったか今すぐ思い出せますか？」

案外と、すぐに献立の内容は出てこないものである。ことに初老期以降の人が不意に質問を受けた場合には。講演会場は、一瞬、戸惑った雰囲気が支配する。そこでわたしはにこやかに話をつづけるのである。

「えーと、皆さんのなかには、メニューがすぐには頭に浮かんでこなくて、内心、ヤバイ！ と思った方もけっこういらっしゃったのではないでしょうか。こりゃあ痴呆のはじまりなのじゃないか、と」。

固い表情でうなずく顔がちらほら見える。

「でも、昨夜ちゃんと食事をしたのかどうか、それがハッキリしない人はいないでしょ？」

ここで多くの聴講者たちが苦笑する。

「メニューなんか思い出せなくてもいいんです。思い出せないからボケだ、なんて話じゃないんですね。そんなことより、昨夜果たして食事をしたかどうか、それをいわば感覚的に覚えているかどうか――ここが、ただの物忘れと痴呆との違いなんですね」。安堵の笑い声が会場に広がる。

いささかウケ狙いの話ぶりであるけれど、要するにいま述べたことが痴呆という病態の理解につながるのである。自分の能力低下に対して自覚ができず、常識的な判断がつかない。メニューが思い出せないだけならせいぜい不便なだけであるが、食べたか否かが判然としないとなると、これは「不便な状態」から「異常な事態」へと質的な変化が起きていることになる。

◉痴呆――知力と感情のバランスが狂う病い

我々の日常は、昨日というものがあってその続きとして今日がある。昨日はまたその前日の続きといった具合いに、連綿とした時間のつながりから成り立っており、そうした時間的な奥行きの実感が、日常的なごく当たり前の感覚だとか現実感を裏打ちしているはずである。痴呆による記憶の障害は人生の積み重ねを突き崩し、思い出や知識や経験をばらばらなものとしてしまう。しかも新しい記憶はメモリーされない。だからコンディションさえ良ければ短時間ならば、痴呆老人であってもきわめてまっとうな言動を示すことは珍しくない。けれども、全体は統合されない。

痴呆の特徴をここに列挙してみよう。

❶おしなべて「忘れた」ことを自覚しない。

❷自分勝手な作り話で辻褄を合わせがち。

❸自分が存在している「今、ここ」がわからない。
❹知的能力の低下に比べ、感情や欲望は残っている。

まず❶こそが、たんなる物忘れとの違いであった。忘れたことを自覚できないのでは、当人にとってもはやその過去は存在しないことになる。しかしそれでは現実とのあいだに齟齬《そご》が生じてくる。そこで痴呆老人は、❷のごとく作り話で帳尻を合わせることになってしまう。しかもその物語は、日ごろのうっぷんや不満といったきわめて生々しい感情によってバイアスが加わりがちとなる。しばしば例に出されるが、大切な財布をどこにしまったか思い出せなくなった老婆が、日ごろから気にくわない嫁のせいだと邪推して「嫁に財布を盗まれた！」と騒ぎだすといった具合いである。

また❸のように季節感や場所の感覚も失われる。窓の外には葉を落として寒々した枯れ枝が見えているというのに、しかも自分は炬燵に入っているというのに平然と「今は……春、かな」などと答える痴呆老人はいくらでもいる。あるいは自分の家にいるのになぜか親戚の家に厄介になっていると信じていたりする。そうした錯覚はすなわち現実感の喪失であり、またこの世の中に自分の存在している場所を見出せないことにほかなるまい。かれらは社会生活から隔絶してしまう。

けっきょく、❶〜❸は記憶を中心に知的能力が異様に損なわれたために生ずる現象である。それがために痴呆老人たちは世間からはみ出してしまい、当人は混乱や不安や苛立ちから周囲の人たちと軋轢を生ずることになる。

おまけに❹にあるように、知的能力の低下に比べて感情や欲望といった情緒的なものは比較的保たれるために、そのバランスの狂いが問題を生じやすい。ことに羞恥心や恨みといったことがトラブルに関係しやすい。

たとえば下着を汚してしまった老婆が、それを恥ずかしいことだと感じはするものの、だからどうしてよいかがわからない。そこで苦しまぎれにタンスの引き出しを開けて、新しいシャツが入れてある中に挟み込んで隠してしまう。それを見つけた嫁は、「下着を汚したことは仕方がないけれど、それをわざわざシャツのあいだに隠してきれいなシャツまで汚してしまうなんて、なんと嫌味なことをするおばあちゃんなのかしら！」と腹を立ててしまうといった案配で、なまじ恥ずかしいといった感覚が残っているがゆえにかえって問題行動につながっているわけである。また邪推や妄想といったものも、けっきょくは❹と❷とが結合して生ずると考えられそうである。

こうした痴呆の特徴をわきまえておかないと、我々は痴呆老人の行動に悪意を感じてしまったり狂気を連想して、それ以上かれらを理解しようとしなくなりかねない。するとそのときかれらは、たんなる厄介で面倒な粗大ゴミ的存在としか映らなくなってしまうだろう。

算数のドリル

◉正反対な二つの発想

えてして家族は痴呆老人を見限ってしまうか、逆になんとか「治そう」と試みたりするものである。ただし治そうといった努力が、無謀なばかりかひどく残酷な振る舞いと同義になってしまうことすらある。

わたしはある痴呆老人宅を訪問したとき、娘（もはや主婦であるが）が痴呆の父親に算数のドリルをさせているのを目にしたことがあった。娘としては、父の知能が大幅に下がってしまったので、それを再び底上げすべく「最初からやり直し」といった意味で小学生用の算数ドリルを与えていたのである。似通った話は再三耳にしたことがある。漢字の書き取りをさせていたケースも知っている。我々が幼児語を使って痴呆老人へ話しかけてしまいがちな心理の奥には、似たような心性が宿っているとも考えられる。

家族としては、やはり痴呆という事態を受け入れきれないのであろう。無理もない。ただし今さら算数のドリルを強制しても老人の知能が上がることはない。本人には苦痛なだけであり、傍目からすれば悲喜劇にしか映らない。

それにしても痴呆老人に接するときには、まったく正反対な対応法が、どちらもまことしやかに思えてしまうことが少なくない。痴呆によって知能が低下してしまったのなら、その事実を前提にして健やかな暮らし方を工夫していけばよいといった考えが成り立ついっぽう、知能が下がったのならまた上げてやればよいといった理屈からドリルを与えるといった発想も出てくる。どちらも正論に聞こえかねないが、正解が前者でしかないことはいま述べたばかりである。同様に、もし老人がなんらかの妄想に固執していた場合の対応にも、まったく正反対な考えが成り立つだろう。すなわち——

考え方のAとしては、「妄想は訂正してあげ、きちんとマトモな社会生活を営めるようにガイドしてあげることこそ、周囲の人間のつとめであろう。さもなければ狂気礼賛となってしまうではないか。妄想をそのまま通用させてしまうことは、ますます老人の妄想世界を確固としたものにしてしまうだろうし、そんなふうに迎合することは、けっきょくのところ老人を小馬鹿にしていることになるのではないか」。

他方、考え方のBとしては、「いや、老人にとって妄想とは自分なりに人生や世間を〝納得〟するための手段なのだ。やむにやまれぬ必然性があるのだ。妄想にこだわっているわけではない、〝すがって〟いるのだ。そういった妄想を無理やりに訂正し、我々健常者へ歩調を合わせるように強いることは、弱者への思いやりとは違うのではないか。痴呆老人なりの世界を認め、見守りつつもせいぜい現実とのすり合わせに留意する程度にとどめる姿勢こそが、かえって人間性の尊重といえるのではないか」。

◉年月日を忘れて何が困る？

言うまでもなく正解はBであり、Aは算数のドリルを強制することと同じように「ない物ねだり」をするようなものである。そしてたとえ算数ができず、引き算ができない人であっても社会で生きていくことが可能なことを我々は知っている。一〇〇マイナス五〇がわからなくとも（つまり算数のドリルは零点であっても）、五〇円の品物を売って客から一〇〇円を渡されたときには、相手の掌へ十円玉を「六〇、七〇、八〇、……」と数えながら載せていけばちゃんと釣り銭を渡せるのである。人間の潜在能力をみくびってはならない。

ある施設に収容されている痴呆老人は、今日が何年何月何日であるかを尋ねても答えられない。が、何曜日であるかは答えられるという。

なぜなら施設内で暮らしている老人にとって、火曜は「水戸黄門」がテレビで放送される日であったり、木曜は昼に必ず麺類が出る日、金曜にはお気に入りの習字の先生が来てくれる日といった具合いに生活に密着しているがゆえに、曜日に対しては関心が高いからなのである。しかし年月日については、スケジュール帳とはもはや無縁な老人にとって関心が薄いのは当然である。現役で働いている我々は仕事や生活に差し支えるから年月日を知っているのであり、施設で毎日を暮らす老人とは関心のありようが異なるのである。

自身が困ったり辛くなるような行動を痴呆老人は多発させるが、それはそれとして、かれらが我々と同じような関心のもち方および能力を保っている必要などないことを、援助者としての我々はいま一度思い返してみる必要があるだろう。

◉わたしはテストなどされたくない

現在、痴呆の程度を客観的に評価するテストがいろいろとあって、有名なところでは長谷川式（HDS-R）が重用されている。よく考えてつくられたテストであるとは思うが、質問項目のなかには今日が何年何月何日何曜日かを問い、それぞれに一点ずつを与えることになっている。これが痴呆老人の生活のありようや生活の困難度をうまくあぶり出しているかは、曜日のみに関心を向けている老人の話からもわかるとおりに、いささか首を傾げる部分があろう。

わたしは痴呆老人を訪問していたころには、めったにHDS-Rを使ったことがなかった。これの点数を示せば訪問結果のレポートに説得力が増すことはわかりきっているものの、テストの妥当性についての懐疑に加え、少なくとも相手の家へ訪問するといった枠組みにおいては、相手にテストをするという行為がかなりの威圧感を与えることがわかったからである（したがって、病院の診察室でHDS-Rをおこなうとなれば、これは老人にある程度覚悟がついているといった意味で別な文脈に属することになるだろう）。

わたしであったら、七〇歳を超えてから、ものものしくテストをされるなんて真っ平である。老人のなかには、「私たちがいまいるところはどこですか?」との問い(HDS-Rの第三問)に、「あんた、わたしを馬鹿にしているのかい!?」と怒り出す人もいる。まあ無理もなかろう。

そんな次第で、知能の低下を抽象的にとらえるのではなく、実際に生活がどの程度困っており、破綻の具合いがどれほどなのか、さらに本人や周囲の気持ちといったものをトータルして痴呆老人の処遇を考えていくことになる。テスト結果のみに目を奪われるようではプロとはいえまい。それでは算数のドリルを強制する家族と大差のないことになってしまうだろう。

ケアの面から見た痴呆老人の特質

実際にケアをする立場から、あらためて痴呆老人の特質を考えてみたい。五つばかり、重要な特質をあげてみよう。

◉問題行動の根底には不安感が潜んでいることが多い

有名な例では、食事を済ませたばかりなのにそのことを忘れ、「家の嫁は、食事も与えてくれないひどい嫁だ」と怒るといったケースがある。こうした行動には、「自分は食事を毎回ちゃんと与えてもらえるのだろうか」といった切実な不安が潜在しているといわれる。

すなわちそれは、自分がこの家できちんと家族の一員として受け入れられているのだろうか、自分のことを家族は必要な人間と思ってくれているのだろうかといった不安に根ざしているはずである。したがって、自分が家族のなかで大切にされ愛されているといった実感があればこうしたことは言わない理屈になるが、一朝一夕にそう実感させることは容易でない。もちろん説明なんかしても無駄である。

そこで、とにかく「はいはい、いま用意していますよ」と声をかけたりテーブルに皿を並べたり、「今日食べたいものは何ですか」と尋ねたりして、ないがしろにされていないことを身体で感じてもらうことが作戦となる。わざとらしいほどのスタンドプレーをもって不安感を払拭させようということになる。

自分で財布をしまい忘れたくせに嫁に盗まれたと騒ぐケースにおいても、やはり老人にとっては大切なものが見つからない不安に加え、せめて身近な者が犯人であってくれたならば戻ってくる可能性もあるだろうといった切ない願いが重なっているのだろう。だから、非難された嫁が反論したい気持ちを抑えて「じゃあ、とにかく一緒にさがしましょう」と捜索をすればたいがいは見つかるし、見つかればさきほどの非難はどこへやらで老人はにこにこする。老人に向かって「人を泥棒呼ばわりして！」と怒っても、なんら実りのあることがもたらされはしないのである。

◉「部分」をもって「全体」とする傾向がある

さきほど述べた例を引けば、汚した下着を新しいシャツのあいだに隠してしまった老人に対して、もうこんなことはやめてほしいと強く叱ったとしよう。このとき老人はどのように感じるか。自分の不適切な行為のみに対して叱られたとは思わない。自分の存在、自分の全人格を否定されたように感ずることが多い。すなわち、不適切な行動という「部分」に対して叱られたのに、そうではなくて自分という人間そのもの、つまり「全体」が否定されたと認知してしまう。それがために、老人はいつまでも恨んだり沈んだりすることになり、感情レベルの遺恨を残す。すなわち理屈よりも感情優先といった結果を招くことになる。

ただしこれは逆用が可能でもある。夕方になると「どうもお世話になりました。実家へ帰らせていただきます」と出ていこうとする老人には、「じゃあ、そこまでご一緒します」と付き添い、家の周囲を少しばかり歩いてくる。そして「もう夜ですから、今夜はお泊まりになってください」と水を向ければ、とりあえず外を歩いたという「部分」によって実家へ帰るという「全体」が代償されたことになる。

異食傾向の人へあらかじめ飴玉を与えたり、弄便の人は便の始末をどうしたらよいのかわからないといった事情のほか、やはりあのようなものをいじくりまわしたいといった根源的な関心があるのだから、普段、粘土でも存分にいじらせてそのあとできちんと手を洗うといったケジメを身につけてもらうことで、問題行動が軽減する可能性が出てくる。

一律に禁止したりやみくもに叱責するのではなく、部分的な満足と引き換えに、問題行動全体をクリアできる望みが生まれてくることを知っておきたい。

◉知的能力が衰えても、プライドはそれなりに残っている

再三述べているように、相手に恥をかかせたり子供扱いするようなケアは慎むべきなのである。逆に、相手のプライドを尊重するような接し方によって、相手が心を開いてくる可能性もあり得るだろう。ただし機械的に患者を「患者様」と呼び代えるようなやり方は愚劣なだけである。

プライドの尊重は、むしろ「相手の顔を立てる」ように心がけると考えたほうがわかりやすいかもしれない。第I章の終わりで、わたしは老人の家を訪問したときに菓子を出されたらそれを原則的には食べると書いたが、それは親密さを増すといった意味合いとともに、わざわざ出してくれたものを御馳走になることで相手の顔を立てるかたちになると判断しているからなのである。

なお、老人のプライドがもっとも傷つくのは、やはり失禁に関することであろう。トイレが間に合わないということならあらかじめトイレ誘導をすることになろうが、そのときにも、相手に通じるか否かはともかく「決まった時間にちゃんとトイレへ行くのは、紳士淑女のたしなみですよ」とでも毎回声をかけるとしたら、それはただ漫然とトイレへ誘導するよりもよほど良い効果をもたらすに違いない。あるいはトイレの場所がわからなくなってしまうがために失禁を繰り返すのだとしたら、目印を大きく掲げて「これを頼りにすれば、恥ずかしい思いをしなくなりますよ」と何度も丹念に教え込めばよいということになる。

◉動作や行動の能力低下に比較して、言葉に関する能力低下は目立ちにくい

つまり、痴呆ゆえにいろいろなことができなくなったり、わからなくなったりしても、口だけは達者で痴呆が目立たない人がけっこういるということである。また案外と巧みに能力の低下を誤魔化そうと振る舞うものであり、このあたりはやはり自尊心と関連するのであろう。

したがって、痴呆老人の言ったことを鵜呑みにして言い争ったり立腹してもむなしいだけである。当たり前の話だが、一緒に暮らしている家族などは、予想外にこのことがわかっていない。また何かを指導したり覚えてもらうときには、言語のレベルではなくて、経験や体験（丹念な繰り返しが必要であ

る！）をとおして身につけてもらうことを心がけねばならないことになる。

◉環境の変化に弱い

徘徊を繰り返しては迷子になる老人がいて、この人の頭の中では、自宅周辺のイメージが東京オリンピックの時代そのままで停止していたのであった。したがって、ときには記憶に合致する風景も断片的に見出されるものの、すぐに周辺は見慣れぬ地理と化して当人を困惑させてしまうのだった。新しい風景を頭に刻み込んでくれれば迷子にはならないわけだが、既存のイメージとのギャップを埋められないところに弱みがある。

対策としては、老人にじっくりとつきあって新しい散歩コースを身につけてもらうか、徘徊への欲求がなんらかの不満感や不全感に基づくものならそれを満たすように心がけるか（何が不満感や不全感の原因なのかを見つけ出すのは容易でないかもしれないが）、徘徊は必要悪として近隣住民に事情を知ってもらいまた迷子札の類に工夫を凝らすか、そんな程度であろうか。いずれも実際にはなかなか難しく、ことに交通事故の心配が頭痛の種となる。

東京から汽船で約一〇時間を要する島に住んでいる痴呆老人を泊まりがけで訪問したとき、島では自動車の往来が少ないし互いに顔見知りであるおかげで、徘徊についてはあまり問題視されていないことを知った。この老人を加療のために本土の病院へ連れて行ったら、おそらく環境変化によるマイナス要素のほうが治療効果を上回ってしまうだろうと実感したものである。

老人について留意すべきこと

◉子供と老人は心身一元

老人について、とくに注意が必要な点はいくつかある。たとえば老人の訴えにおいては、身体の問題と心の問題との区別が非常に曖昧な傾向にあるということ。まあ身体と心とは二元論として簡単に分けられるものではなく、心配ごとがあれば体調は悪くなろうし、身体疾患を抱えれば気分も塞いでこよう。が、ことに老人では、もともと身体が弱ってきているうえに本人もそのことが気がかりになっているせいか、不安や抑うつや苛立ちが心気的症状となってあらわれやすい。そういったところは案外と子供に近い。ことに老人のうつでは、執拗な身体的訴えとして表出されることが少なくないという。

脱水に傾きがちといった特徴もある。また脱水がすぐにせん妄などのかたちであらわれかねない。失禁を防止しようとあまり水分制限をおこなったりすると、かえって夜間せん妄を招いたりしてしまう。転倒がそのまま「骨折⇩寝たきり」のコースで痴呆につながりやすかったり、慢性硬膜下血腫を生じがちなことは既に記した。

老人では体温の計測もあてにならない。ちっとも熱なんか出ていないのになんだか元気がなくてぐったりしている、食欲もないしテレビも見なくなった。うつ病かもしれないなどと思いつつとりあえず採血をしてみたらCRPが一〇を超え、レントゲンでは肺が真っ白で診断は「肺炎」であったなどというケースは珍しくない。

介護に当たる人間が先回りをしなければ見落としてしまいかねない病気が老人にはたくさんある。クスリを飲んでいればそれが蓄積して、たとえば睡眠薬によってしだいに昼間から傾眠傾向を示してしまうことも珍しくない。

◉「生活リズム」という魔法

まったくのところ、ことに痴呆老人では心身ともに不安定なのである。考えてみれば、死に非常に近い立場にいるわけなのだからそれも仕方のないことであろうが。

夜間せん妄や徘徊、暴力などで自宅介護が困難になった痴呆老人（独り暮らしの場合は、やはり火の不始末がどうにもならなくなったときが、入院の要件となりがちである。電磁調理器を導入しても使用法は覚えられないし、だいいち火がないうえに熱くもないのに煮炊きができることを納得させるのは非常に難しい）を入院させたときに、まず何をするかについて記しておこう。

なんといっても、生活リズムの確立なのである。すなわち、昼間はぼんやりと過ごさせない。漫然とテレビなんかを見せておくとうつらうつらしてしまうから、夜と昼とのメリハリがなくなる。そこでとにかく病室からホールへと居場所を移し、行事や作業や遊びや運動やおしゃべりによって昼間は積極的に時間を過ごしてもらう。そうすれば夜は疲れてぐっすりと寝てくれる。夜と昼とのリズムがしっかりとするだけで、驚くほどに病状は改善する。

そのあいだに家族にはゆっくりと休んでもらい、心の余裕を取り戻してもらう。基本的にはそうした対応によって老人は心の平和を得ていく。家族の精神的ゆとりがもたらすものがいかに大きいかについては第II章の六二頁に述べたとおりである。

◉「抑制」──形骸化された論議から抜け出るために

最後に余談をひとつ。昨今話題になっている抑制や身体拘束の問題については、その解決には「縛る・縛らない」といった目先の論議とは別な視点が必要に思われる。

縛ることの理由としては、怪我をしないようにといったものが多い。これは本来ベッドの高さとか段差、手すりやトイレの場所など物理的なレベルで解決可能なはずのことが、予算とかマンパワーを理由に「縛る」ことにすり替えられているケースが大部分なのではないか。

また不穏や徘徊は、その背景に本人なりの不安や不満が横たわっている可能性が高い。となればこれも縛る・縛らないの論議の前に、老人の気持ちを汲んだり洞察し得るだけの余裕をもてる介護体制ができているかどうかにかかわってくる。老人が怪我をしたり落ち着かない場合、たちまち援助者や看護者が責任を問われるといったかたちで締めつけられるとなれば、彼らの不安や緊張はそのまま老人たちへ反映されて悪循環をもたらすことになるだろう。

痴呆老人をあえて縛らないでやっていける病院は、もともと患者がおとなしいか、設備やマンパワーにおいて恵まれているか、スタッフが熱心で優秀でしかもタフか、そのいずれかであろう。にもかかわらずマスコミや世間は、「縛る」こととスタッフの怠慢さや思いやりの欠如とを短絡させたがり、またスタッフからの不満は十年一日のごとく設備とマンパワーの貧弱さに収斂しがちで、切実さがいつしか形骸化してしまった気配すら感じられかねない。そして他の病院に対しては「あそこは手のかからない患者ばかりを選んでいる」と悪口を言いたがる。こんな調子では、何も解決はしない。わたしとしては、まずはスタッフが心身の疲弊から解放されることからすべてがスタートしそうな気がしているのだが、それすら望めないのが現在の精神医療の現状なのかもしれない。

IV

意外な成り行き、望外の展望

――援助者にとっての「幸運」とはなにか

監禁された母親

◉「息子を犯罪者にしたくなかった」

平成一三年四月二八日付の『毎日新聞』夕刊を読んでいたら、「監禁」だとか「七年」「母」といった大きな文字がいきなり目に飛び込んできた。どうやら七年間におよぶ監禁事件が国内で発覚したらしい。好奇心に駆られて、肝心の記事へ視線を向けた。見出しの最初は「息子を犯罪者にしたくなかった」と書かれている。

そこでわたしは、目にした文字の断片をもとに、この事件は息子の問題行動を懸念した母親が、未然に犯罪を防ぐべく、息子を七年ものあいだどこかへ監禁したのであろうと見当をつけた。

ところが見出しの二行目は「母　軟禁耐え七年」「和歌山・監禁容疑三八歳長男を逮捕」となっている。おや、監禁されていたのは息子のほうではなく、母親だったのか？　少々意外な気持ちで記事を読み進めた。

他の新聞に載っていた情報も加えて概要を記すと、事件は和歌山市内に実母（六七歳）と無職の息子（三八歳）の二人だけで住んでいる家庭で起きた。息子には弟がいたが行方不明、父親は昭和六三年に死去、二人の生活費は年金でまかなわれていた。息子は国立大の教育学部を卒業、大学院にも進学していたが昭和五九年から六〇年にかけて精神病院へ強制入院をさせられ、そのことを強く恨んでいたという。病名等は不詳。

さてその息子は、平成六年四月になると木造二階建ての自宅の雨戸を締め切り、玄関も鍵を掛けたまましとし、窓は光が入ってこないように風呂敷で覆い、黒々とした闇に包まれた一階奥の六畳間に母親を監禁するようになった。かつて精神病院へ入れられたことに対する復讐であった。隣室に息子が陣取り、母の行動を逐一監視する。「おれの生活に合わせろ。外に出るな。電話も必要ない」と強要し、気に食わないと殴る蹴るの暴力を振るっていた。食事は一日一回、主にインスタントラーメンであり、食べさせない日もあった。

近隣住人の談話によれば、「母親は親せきにいるとうわさされていた。いつも雨戸が閉められ、不気味だった。宅配便の受け取りも拒否し、『アホーッ』と叫ぶ声を聞いた人もいる」とのことで、けっきょく母親の姿が数年前から見えないという近所からの通報によって警察が自宅へ踏み込み、事件が白日の下にさらされたという次第なのであった。

監禁されていた母親は、いったいどのような気持ちで七年間を過ごしていたのだろうか。本気になって逃げようと思っていたなら、たぶん彼女には機会があったはずである。

「私が我慢していたら、息子はそのうち立ち直るだろうと思っていた」と彼女は語っていたという。すなわち、自分が犠牲になっているぶんにはこれで気が済んで他人に暴力を振るったり取り返しのつかないことをしでかすおそれはあるまい、それならば自分としても余計な心配をせずに済むし、さすがの息子もやがて目が醒めるだろう——そんな切なく痛々しい考えから、母親はあえて監禁されることに甘んじていたのであった。そのロジックが、見出しにも載っていた「息子を犯罪者にしたくなかった」という言葉に込められていたわけである。

◉共犯という視点

おそらくこの息子は精神分裂病ではなかったかと思われる。元来の人格傾向に加え、中途半端な治療に終わったままの精神状態が偏執的なトーンを帯びるようになり、しかも母子二人のみで社会から切り離されたようにして暮らしを営むうちに、常識から逸脱した感情がしだいに煮詰まっていったのだろう。

息子の復讐心も異常であるが、自己犠牲を肯定する母親の思考も健全とは言いがたい。ことに母親の自己犠牲的発想は、強者であるはずの息子に罪悪感だとか逆説的な威圧感を与えて、なおさら彼の苛立ちを助長していたかもしれない。

この事件はもしかすると猟奇的といった視点から語られがちだろう。だがここでは母親の心について考えてみたい。

いったい、監禁されている彼女はどれほどつらく、また不幸せであったのか。まさか幸福に感じていたはずはなかろう。楽しいはずもないだろう。が、自らが息子の怒りの標的に納まることで「これ以上の問題は生じまい」と実感している限りにおいては、屈折したかたちではあるけれど心の平和を得ている部分もあったことだろう。ベストな選択肢は見つからなかったが、ベターな選択肢として彼女は監禁されることを望んだと解釈することは可能である。するとあえて酷な表現をするなら、母親もまた監禁事件の共犯だと言えなくもないことになる。

安堵感と不幸

◉「東京には行くな、と言ってやりました」

質素だけれども堅実な生活に心の安らぎを覚える人もいれば、うさんくさくとも派手で経済的な豊かさに彩られた生活を望まずにはいられない人もいるし、創造的な手ごたえや充実感といったものを頼りに人生の意味を見出していく人もいる。刹那的な喜びを追いつづけていなければ気の済まない人もいれば、そんなことにはたちまち虚しさばかりを感じ取ってしまう人もいる。幸福や不幸といったものは、一概に規定できるものではない。

わたしは大学の医局に籍を置いていたころに、毎週新幹線でS県にある精神病院へアルバイトに通っていた。駅から人里離れた病院までタクシーで行くのだが、ある日、運転手が自分の息子について話してくれた。

この運転手はしばしばわたしを乗せてくれる。おしゃべりが好きで、行き先の精神病院には昔、キックボクサーのチャンピオンであった某（連戦連勝を誇っていたスターであったが、あるときから消息が知れなくなり、精神を病んだという噂が全国に広まったことがあった）が入院していたと皆が取り沙汰していますが本当はどうなんでしょうか、などと呑気な質問をしてきたり、精神障害者に対する偏見や好奇心をまことに率直に表明したり、良い意味でも悪い意味でも「実に平均的な」市井人なのであった。

彼の息子は近隣の高校を卒業し、そのまま親の家から地元の企業へ通勤しているという。真面目な努力家で、会社でも一目置かれているらしい。まだ独身ということもあって、ある日息子は東京へと転勤することを打診された。この転勤は出世コースと同義らしい。そういった経緯を自慢げに語ったあとで、父親である運転手はわたしのほうを一瞬振り向いてから、「東京には行くな、と息子に言ってやりましたよ。家族一緒が一番なんだから、目先の幸せなんかに釣られても仕方がないぞ、って説教してやりましたよ」と述べた。

どうやら父親として、息子に転勤を思いとどまらせたことを一種の美談に近いものと信じているようであった。肝心の息子のほうがどのように思ったのか、また将来においても父親の意見に従ったことを是とするか否かは誰にもわからない。しかしとにかく、出世とか栄達とは無関係にファミリーが寄り添って生活することが何よりの幸福と考える人がいることを、わたしは知ったわけである。

わたし自身の価値観からすれば、両親や家族なんてしょせんはうっとおしいものでしかなく、遅かれ早かれ家族と名づけられた小世界から抜け出さなければ自分の可能性を試すことなんか叶わないと思っている。したがって、この運転手のような父親はいじましい価値観を押しつけるとんでもない人物（そこに悪意がないことは認めるけれど）であり、その父親を否定しようとしない息子も情けないなあと感じないわけにはいかない。ただしそれはあくまでもわたし個人の感情であって、運転手とわたしとで、どちらが正しいとか、どちらがより倫理的であるといった話ではない。

◉多少の不幸より「今のまま」

この運転手がもたらしたエピソードの焦点は、ヒトは幸せの追求において「なじんだ毎日、なじんだ暮らしぶりこそが心の平和の源である」「変化をもたらすことは協調性の乱れにつながる」「とにかく家族という形態を重んじている限りは、人生に間違いはない」といった、どちらかといえば保守的かつ排他的な姿勢を選びがちだという事実の確認であろう。実際、故郷に錦を飾ることを夢見るよりは、そこその生活を地元で平穏無事に送り、「身の丈に合った」と信じつつ現状を肯定し維持することを善しとするほうが、世の中では一般的なのである。なぜなら、そのように考えたほうが、楽だからなのである。

うつ病の発症をきっかけに、人生においてそれまで先送りされてきた種々の問題が急にクローズアップされることになり、治りかけていたうつ病にそうした状況が神経症的色彩を付け加え、結果として遷延化してしまうことがときおり観察されるとわたしは第Ⅲ章で述べた。心の病いを得ることがたんなる「心の風邪」では済まず、むしろ病んだ状態にあることが「幸福とはほど遠いけれど、現実に復帰するよりはいくぶんマシ」といった価値観をもたらしてしまうケースがあって、それがさながら後遺症のように生活を支配してしまうのである。傍目には、あまりにも後ろ向きな姿勢を身につけてしまったなあともどかしく映るが、そんな状態も当人には「なじんだ毎日こそが心に平和をもたらす」といった実感につながるのであろう。

わたし個人の臨床経験からすると、人間は基本的に驚くほど現状維持と排他的傾向へのこだわりが強く、状況の変化を望むよりは、けっきょくは「今のまま」を選びたがり、多少の不幸には平気で甘んじてしまうものである。

ここでさきほどの和歌山の監禁事件に話を戻すと、おそらくあの母親は息子にきちんとした治療を受けさせることが必要なことはわかっていたろうと思う。ただし足掛け二年にわたる入院が好結果をもたらさなかったことに基づく無力感や、あらためて精神科医に診せたり服薬をさせるといったことの困難さを考えて、いったいどうしたらよいのか困惑していたに違いない。事態は悪くなる一方で、ろくに相談する相手もないままに追い込まれ、そんなときには適切な判断力が働かないことは珍しくない。病んだ息子の言いなりになることで、できるだけ波風を立てずに当面の不安を回避することが、母親にとってはもっとも簡単に手に入れることのできる平穏であったのだろう。それを平穏と感じない我々は、冷静に事態を吟味し得るだけの心の余裕をもっているからに過ぎない。

ひとまず目先の救いにすがって事態をかえって悪くするといったパターンは、世の中にあふれている。それは借金の返済にサラ金を利用してますます窮地に陥っていくことと大差がない。

「選択肢」という視点

●酒飲みオヤジと援交少女の〝論理〟

アルコール依存症の人がいて、ご多分にもれず「オレが稼いだ金で飲んで、何が悪い。好きな酒で死ねれば本望だ！」とうそぶいていたとしよう。考えてみればこの言い方は、かつて援助交際について少女たちが「誰にも迷惑をかけていないのだから、いいじゃないの」と反論して大人たちを困らせたことを思い出させる。どちらも論理的には整合性があるように見えてしまうが、直感的に、かれらの言い分は明らかに間違っているといった印象を与えずにはおかないのである。

あたかも非のない論理に映ろうとも、かれらの言いぐさが正しくないと直感されるのには根拠がある。その根拠とは、かれらがあらゆる選択肢を謙虚な態度できちんと検討したうえで下した判断とはとうてい思えない、という事実である。辻褄が合っている、反駁が困難である——そのことと「だから正しい」ということとはけっしてイコールではない。

世間には、一見したところは間違いがないように思えてしまう事象はいくらでもある（たとえば、わたしは痴呆についての説明で、妄想に対する一見まことしやかな二つの対立する考え方を紹介した。しかし正しかったのは一つだけだったのである）。だからといってそれを正しいと短絡させてしまうから、間違いや失敗をしでかす。そもそも最初から間違っていると気づきながら失敗を犯す人などいないのである。

◉専門家は選択肢を用意する

あたかも正しいように見えても、もっと別な可能性について想像をめぐらせてみることが必要なのである。なるべくたくさんの選択肢を用意し、それらをていねいに吟味し比較しない限りは、安易に結論が出されるべきではない。

「好きな酒で死ねれば本望だ！」とか「誰にも迷惑をかけていないのだからから、いいじゃないの」といったふてくされた主張からは、いかにも底が浅く薄っぺらな印象が実感される。当然であろう、かれらは数多くの選択肢を想像するだけの気力や根気や経験を欠き、自らが発する安直な意見がもつ表面的な整合性を武器に居直っているだけだからである。我々がかれらの言葉に、えもいわれぬムカつきを感じるのも当然至極なことなのである。

和歌山の監禁事件の母親も、精神衛生に関する知識がまったく不十分であったといった事情を背景にしつつも、振る舞うべき行動の選択肢があまりにも貧しく常識はずれなものでしかなかったのだということになろう。その貧困さが、グロテスクとも思える事件を支えることになってしまった。

そして我々が専門家という立場でいられることの証明とは、十分に訓練されたがゆえの知識と経験を裏打ちとして、直面する事態に対してさまざまな選択肢を想定し、そのなかでベストなものを選び取るだけの能力と覚悟をもつことにほかならない。気まぐれな親切心だとかチープな感傷、腹の据わらぬ使命感、見せかけだけの論理的整合性、盲目的なマニュアル信奉に支配された人びとが、けっして真の専門家とはなれない理由もそこにある。

●人格障害——選択肢の乏しい人びと

ところで我々の業界では、稀ならず「人格障害」という言葉が口にのぼる。ときには悪口や非難のためのボキャブラリーとして人格障害なる言葉が使用される。いったいこの名称の意味するところとは何なのだろうか。

WHOによる『精神および行動の障害：臨床記述と診断ガイドライン』通称ICD-10と呼ばれる疾患カタログには、人格障害についての説明がある。すなわち、

「……根深い、持続する行動パターンであり、広い範囲の個人的および社会的状況に対する不変の反応として現れる。これらの状態は、ある特定の文化における平均的な人間が知覚し、考え、感じ、そしてとりわけ他人に関わる仕方からの極端な、あるいは際立った偏りを示している。このような行動パターンは固定化し、行動と心理機能の多様な領域を包み込む傾向を示す。それらは、常にではないが、しばしば主観的な悩みや社会的機能と能力の障害をさまざまな程度にともなっている」。

悪文の見本を読まされているようで頭痛がしてくるけれど、要するに人格障害とは世の中のあらゆる場面においてそのつど「選択肢」を頭の中に想像して並べ、そのなかでのベストを選ぶといった作業ができない人たちなのである。いつも同じ（しかも非常に偏った）選択肢しかかれらは選ぼうとしない。だから、かれらにフィットした状況下であれば平和で健やかに人生を送っていける。ただし別な状況下では、それに応じた考え方や認識の仕方が必要なのにやはりかれらは同じ選択肢に固執する。そんな柔軟性の欠如がグロテスクな領域にまで至ったものが人格障害ということになる。

たとえば対人関係。相手に精神的にも時間的にも十分な余裕があるなら、彼（彼女）はやさしくていねいにつきあってくれるだろう。ただし、忙しかったり心配事を抱えていたり直前に不愉快なことでもあれば、ときには態度が素っ気なかったり上の空だったりするだろう。そんなときには、マトモな人間であったら、つきあい方のバリエーションのなかでも「相手に余裕がないとき」といった状況設定に沿って、「また今度出直そう」「無愛想なのも仕方がない」「取込み中に迷惑をかけたなあ」といった判断をする。

しかしいつも親密モードの人づきあいしか頭になくまたそれを相手へ期待してやまぬ人物においては、相手の態度は裏切り行為であり失礼千万であるとしか解釈できない。それどころか恨みに思って、相手へ意趣返しを図ったりする。人格障害のうちでももっとも有名な境界性人格障害（いわゆるボーダーラインと呼ばれているもの）では、対人関係において「親密さ or 憎悪」といった極端さに傾きがちなうえに、衝動性のコントロールの悪さが特徴となる。これらもせんじつめれば、多様な選択肢をそろえることができないがためなのである。

どれほどに知能指数が高くとも、どれほどに高学歴であっても、人格障害者たちは選択肢において豊潤なバリエーションを備えることができない。失敗から学んで選択肢を増やすことができない。だからいつも同じ「どつぼ」に嵌《は》まる。そしてそのたびにいきり立ち、他人を憎み社会を恨み、ときにはいじけたり自己破壊的な振る舞いに魅力を感じてみたり、人生そのものを投げてしまったりする。まことに不思議なことではあるけれども、先天的ゆえかそれとも生育上での障害ゆえか、ともかく呆れるばかりに選択肢の乏しい一連の人たちがいてそれが人格障害に相当し、他人を悩ませたり自分で苦しんだりする。

世間の雑多なトラブルや理解の困難な事件について、選択肢をもてない人々や選択肢をもつだけの余裕がない状況といったものを想定してみると、「歪んだなりの合理性」といったものが見えてきて、ある程度の理解が可能となることが少なくない。

寝覚めの悪い思いについて

◉老婆を布団ごと病院へ……

下半身不随の老婆がいた。傾きかけた一軒家に独りで暮らしている。もともと気が強かったらしいが、加齢によって、より依怙地で癖のある性格の持ち主となってきた。便は垂れ流しで身体も不潔きわまりない。食事も満足にとれない。介護のスタッフが毎日通っているけれども、人に対する好き嫌いが激しいためになかなか関係性が円滑にいかない。大便だらけの布団にくるまったまま、嗄れ声で援助者にむかって罵詈雑言を浴びせかけたりするのだから、じつにまったく困ったものである。

身体は確実に弱ってきていた。

ある冬のこと。このままでは年が越せないかもしれないといった思いを援助者たちは抱くようになっていた。が、当人は入院を断固拒否する。おそらくこれから先、さして長く生きることはないであろう。しかも不潔なボロ家ではあっても現在の家は彼女にとって思い出深くなじみ深い。気持ちが安らぐ場であろうことは推測がつく。しかしだからといって、このままでは生命が保障できない。老婆はそれでもかまわないといった意味の主張をしているが、だから「ああそうですか」と盲目的に従うこともいまひとつ釈然としない。

緊急避難的に入院させてもっと良い環境で静養してもらい、真冬を乗り切った時点で再び家へ戻るということではいけないのだろうか。そのあたりがもっとも現実的な判断と思えたが、「いや、おばあちゃんの気持ちを百%尊重すべきだ」といった意見も脳裏に浮かぶ。入院先で死んでしまうこともあり得るわけで、そうなると彼女は懐かしの我が家から引き離されたままなじみの薄い場所で息をひきとることになってしまう。それではあまりにも残酷な話ではないか、と。

わたしはたまたま成り行きからこのケースにかかわっていたのであるが（痴呆の観点からの見立てを依頼されていたのである。しかし彼女を痴呆であり判断能力がないと切り捨ててしまうことには躊躇《ちゅうちょ》された）、確かに彼女の処遇についての判断は容易ではない。

しかし結論としては、嫌がる彼女を、布団ごと内科の病院へ運んでしまったのであった（ただし彼女には徹底的に抵抗するといった気配がなく、車に乗せてしまってからは妙に落ち着いた様子を示してのどかに無駄話を始めた。自身でも内心迷っていた判断を他人に決めてもらってかえってスッキリしたといったニュアンスがうかがえたが、もしかすると我々に自己正当化をしたいといった気持ちがあったがためにそう感じたのかもしれない）。

後日談を付け加えておくと、老婆は病院での居心地のよさを実感し、予想外に協調性を示して静養をつづけていたが、春になる前に自宅へ戻ることなく死去した。

◉迎合か、押しつけか

このケースで老婆を（強引に）病院へ運ぶといった判断を下すに至った根拠は、以下の二つに基づいていた。

まず、なるほど彼女のこだわりも一理はある。が、彼女は自分のこれからについて、考え得るいくつかの選択肢をきちんと想定し検討しているとは思えなかったし、それらを説明してあげることを試みても理解ができなかった、ないしは理解しようとしなかった。そういった意味で彼女のこだわりは、こだわっているわりには根拠の薄弱なものでしかなかったということ。だから彼女の意見に全面的に従うことは、尊重ではなく迎合としか思えなかった。

そしてもうひとつは、もし彼女にそのまま自宅で厳冬を過ごさせ、しかもけっきょく体力が尽きて死んでしまったとしたら、我々関係者は明らかに寝覚めの悪い思いをするであろうといった予想のためであった。

不安が的中してしまったことがもたらす無念さは、まことに我々の心を責めさいなむだろう。ただしこの点は、誤解されかねない。ひょっとしたら「関係者の自己満足と安心感のために、自分たちの判断を押しつける」といったふうに解釈される可能性が高いだろう。だがわたしとしては、それでも自分の意見が良識に反した暴論であるとは思わないのである。

わたしの考えとしては、どれほど孤高の生活を営んでいたとしても、やはり人間とは社会的な生き物であり、他者との関係性を抜きにして理解することなどできない。そういった発想の延長として、もし周囲に患者よりも幅広い視野と豊富な経験と誠意とを持ち合わせた者がいてその人物が患者の判断に異を唱え、それどころか本気で患者の身を案じ心配していたとしたら、患者が自分の判断を押し通すことはけっきょく相手に深い悲しみと「寝覚めの悪い思い」をさせることにつながる。それは人間としての「エチケットに反すること」だろう。

人間同士のつながりにおいて、相手に寝覚めの悪い思いをさせ、無力感と無念さの入り混ざった気分に陥らせる権利など誰にもないのではないか。そして援助者とは必ずしも患者の言いなりに振る舞う人物のことではなく、必要ならば患者の意に沿わないこともあえておこなわなければならない者を指すのではないだろうか。

◉援助者としての矜持と迷い

ただしこういった考えは傲慢にすぎるかもしれない。あるいは危険すぎるかもしれない。おまえたちはそれほどに超越的な存在なのか、他人の人生を左右する権利があると思い上がっているのか、と問われれば返す言葉もない。患者を援助者よりも低い存在と見なして勝手な意見を強要しているだけではないのか、と詰め寄られても仕方がない。援助者とは家父長制度における父親のようなものではないのだから。

が、ここで言いたいのは、とにかくなんらかの判断を早急に下さなければならないときに、絶対的な根拠というものが存在しないとしたら、いかなる基準を自分なりにもって決定を下していくのかという問題である。

奇麗事を言って判断を先延ばしするわけにはいかない場面での話なのである。本当のところはどうすれば正しかったのかは、神のみぞ知る、といったところである。そして患者の主張がむしろ「思い込み」や「意地」に近いものでしかないことは往々にしてある。しかも我々援助者の意見が必ずしも患者の気持ちと最後まで対立し不協和音を生じさせつづけるとは限らない。我々が寝覚めの悪い思いをするのは、相手の気持ちを安易に重んじたばかりに、結果として誤った判断をしてしまったという悔恨に基づいているだろう。

世の中には葛藤もなければけっして寝覚めの悪さなんか感じない援助者もいるのかもしれない。が、わたしはそのような援助者をうらやましいとは思わない。「寝覚めが悪い」というきわめて主観的な感情が生まれる背後には、じつは「援助者としての矜持と迷い」といった我々の行動原理が集約されており、その感情はけっして相手に感傷的な押しつけを強いることを意味してはいない。「寝覚めが悪い」といった感覚は、援助者の尊大な態度を象徴しているのではあるまい。むしろそうした感覚が重視されなければ、我々の仕事は機械的かつ責任感の希薄なものに堕してしまうのではないのか？

やれやれ。残念なことに援助者というもは、押しつけか迎合か、第三者からはそのどちらか両極端としか理解されない二者択一を迫られる場面に立たされることが稀ではないのである。

立てこもる患者

◉おびえる住民が署名運動

地域でもっとも困ることのひとつは、幻覚妄想に駆られて人迷惑な行動を繰り返す患者が自宅に立てこもり、いかなる働きかけにも応じようとせず、しかも近隣からは「なにか事件が起きたらどうするんだ！」といった非難の声がわき上がるといったシチュエーションであろう。しばしばこうしたときに問題は保健所へ持ち込まれ、しかし保健所のほうはなんら強制的な権限など持ち合わせていないので、住民の突き上げに苦しむことになる。

ある公団住宅に、分裂病と思われる初老期の婦人（Gさん）が住んでいた。家族や親族はまったくいない。昔は仕事に就いていたこともあったようで、お金はもっている。すなわち生活保護ではないので、福祉方面からのアプローチは困難なのであった。

彼女は明らかに妄想に突き動かされていた。玄関のドアには意味不明のビラをびっしり貼り付け、ときには直接マジックペンで呪文のようなものが描かれる。ベランダ側の窓はすべて内側から段ボールで塞いでいる。電気とガスは料金未納で止められている。もちろん電話も不通である。ただし水道料金だけは払っているらしい（かなり滞納しても、水道はなかなか止めない方針が水道局にはあるらしい）。

夜にはローソクを灯して生活を送っていた。煮炊きは固形燃料を使っていたようで、そんな金があるなら電気ガスの料金を払えばよかろうに、しかしそれは断固しない。近所のスーパーには、案外普通の格好で買い物に赴く。ただし誰とも口はきかない。ことに冬場は風呂をどうしているのか不明だが、呆れるほどに不潔でもないので、もしかすると遠くの銭湯にでもときおり行くのかもしれない。どうも一貫性を欠いた生活ぶりなのである。

感情に波があるらしく、ひどく静かに暮らしている時期があるかと思えば、壁をがんがん叩いたり天井や床を棒のようなもので突いたり、ひどく騒がしいことがある。そんなときのG婦人のエネルギーは尋常ではない。大声で叫び、ときには真夜中に玄関から飛び出して近隣のドアをフライパンで叩いて回る。共用の廊下の蛍光灯を割ったり、深夜に帰宅しようとしたサラリーマンが仁王立ちの彼女と鉢合わせをして面食らったというエピソードすらあった。

◉打つ手なし……

周囲は迷惑がるよりもむしろおびえ、「もし子供たちが襲われたらどうしてくれる」と、署名運動の成果を携えて警察および保健所へ嘆願に出向いた。もちろんその前に公団の事務所にも掛け合ったが、強制退去させることは困難なことが判明していた。

警察はプライバシーに関することだからと住民の訴えには積極的な姿勢を示さず、困った住民たちは保健所へ「なんとかしろ！」と強く迫った。そして当時精神保健福祉センターにいたわたしが、保健婦からの相談を受けたのであった。

詳しい経緯を教えてもらい、実際に公団住宅まで出向いてみた。なるほど確かにドアには電波がどうしたとか区長は有害なガスで区民を操ろうとしているとか、禍々《まがまが》しい印象のビラが何枚も貼ってある。共用の廊下に面した曇りガラスの窓（浴室および台所の窓に相当している）は、内側からガムテープが縦横に貼られている。ノックして呼んでみたがまったく応答はない。おそらく中に潜んでいるはずなのだが、まったく気配が伝わってこない。一度お会いしたいので何月何日の何時ごろにうかがいますからヨロシクとメモを書いてドアの新聞受けから差し込んでおいた（けっきょく、予告した日に再度訪問しても居留守を使われただけであった）。

G婦人が心を病んでいて、しかもけっして落ち着いた状態ではないことは判明したものの、だからといってドアをこじ開けて入り、無理やりに精神病院へ運んで入院させるわけにもいかない。とにかく顔を見ることすらできない。運さえよければスーパーあたりで遭遇することもあり得るが、確率的にはあまりにも低い。とりあえず打つ手がない。しかしそれでは住民側が承知しない。

意外な成り行き

●〝公聴会〟で住民vs保健所という構図をくずす

そこで公団住宅に付属した集会室で公聴会に類するものを開くことにした。保健所側からは地区担当の保健婦とその上司の保健婦、さらにサービス課長にも出席してもらった。意外にも所長までがわざわざ出席してくれた。わたしも同席した。

今さら新たな方策が出ようはずもないのだが、このままでは住民の気がおさまらない。かれらとしては、本当はなんらかのうまい方法があるのに面倒だから保健所サイドが手を抜いているのではないかといった気持ちを拭い去れないでいる。「責任者出てこい！」と思っているのだから、ちゃんと責任者が出てくればそれだけでも不信感はある程度収まるだろう。

住民側から、とにかく苦情を順番に話してもらった。参加者それぞれが、迷惑していることやこわかった体験を語っていく。まとめ役の男性は、テープに録音したG婦人のわめき声を「証拠」と称して再生してみせた。保健婦もそうした事態を把握している旨を確認する。

そうして次に、わたしが精神科医の立場からG婦人の症状についてコメントをし、さらに精神保健福祉法によってできること、できないことについて説明した（とくに精神鑑定や措置入院に関連した事項についてはコピーを配布した）。住民vs保健所といった対立構図ではなく（住民はG婦人を排除する気持ちに傾いているが、保健所としては適切な治療を受けさせることが第一義で、そういった点では違いがあるものの、けっして住民と保健所とは相反する関係にはないのである）、住民も保健所も彼女をこのままにはしておけないが、今のところすぐに効果のあがる方法はないことを納得してもらうことを心がけた。

保健所サイドが誠実な態度で応じていると（お役所的な言い方は避け、正直に手の内をさらしたほうが賢明なのは当然である）、面白いことに住民側の態度にもいろいろと違いが出てくる。あくまでも保健所が悪い、役所が悪い、公務員は税金泥棒だといったミもフタもない調子で攻撃をしてくる単純な人物もいれば、保健所なりの努力や苦悩を理解する人もあらわれて、後者が前者をいさめる場面が出てきたりする。感情論レベルの保健所攻撃が無意味なことが、しだいに明らかになってくる。

住民サイドが落ち着き冷静になってくれるだけでも大成果である。住民側の代表と保健婦とで「何かあった場合」に備えて再度警察へ相談にいくことや、今後も保健婦が折にふれて訪問をすること、必要に応じてわたしが介入し場合によっては入院への手筈に協力すること、トラブルが生じたときの住民の対応の仕方（警察への通報や保健婦との連携、G婦人のほうもおびえているのだからいたずらに刺激してパニックを起こさせないよう等々）などを確認して公聴会は終わった。

住民と保健所とは対立関係に近かったのが、会を終えたあとでは互いに協力する関係となったのである。

◉一年後のある日、G婦人がやってきた

本人へ対する直接的なアプローチなど何ひとつしていないわけだから（せいぜい保健婦が訪問をしてはメモを残していくくらいである）、公聴会を催そうと医者が出向こうと問題解決に対してはまったく意味のあることがなされていないととらえる考え方もあるだろう。第II章の六二頁以降でわたしは痴呆老人の訪問を例にして、当人へ直接アプローチしなくとも周囲の人びとの精神状態しだいで間接的な影響が生ずることを述べた。しかしG婦人のケースにおいては、彼女と住民とがしょっちゅう顔を合わせるわけではないし、ひとつの空気を共有しているとは言いがたい。

にもかかわらず、やはりこうしたプロセスはなんらかの作用を確実に本人へ及ぼすようである。公聴会を終えた後は、それこそ「待てば海路の日和あり」とばかりにこまめなフォローはしつつも目立った動きはすることなく待つことに徹していたのである。そしてわたしのほうは転勤で精神保健福祉センターを離れた。G婦人の件とは縁がなくなり（後任者には申し送っておいたのであるが）、そのまま日が過ぎていった。

ところがある日、保健婦から電話がかかってきた。

かねがね彼女はG婦人に、何か困ったことはないか、身体の調子はどうなのか、どんなことでも相談

にのるから気軽に連絡をほしいといった内容のメモを残しつづけていたのであった。一年近くもメモに対する反応はまったくなかったのだが、ある日、いきなりG婦人が保健所へ保健婦を訪ねてきたという。生活上の困難や、妄想と密接に関連した身体の違和感などを訴えた。問題行動は相変わらずつづいていたゆえにまさか当人が足を運んでくるとは予想していなかったので（なんらかのかたちで警察沙汰になることから医療につながることを漠然と想像していたのであった）、非常に驚いたもののとにかく相談にのってあげた。それを手がかりにして、最終的には医療へ結びつけ、入院を経て現在では落ち着いた状態で再びもとの公団住宅に住んでいるという。

それは運が良かっただけなのか？

◉何が「意外な展開」をもたらすのか

G婦人についての顚末《てんまつ》を読まれた読者は、途中まではその厄介さに共感を抱いていたものの、最後の段でいやに話がうまくいってしまって「これじゃあ参考にならないなあ」とか「このケースは、たまたま偶然がプラスに作用しただけで、学ぶに足るような普遍性がないなあ」と、白けた気分になったのではないかと思う。

振り返ってみればまさにその通りかもしれない。だいいち、似たような布石を打ってけっきょくはいまだに解決していないケースだってたくさんある。そういった点からは、むしろ例外的なものかもしれない。ただし少なくとも精神科領域においては、あまり効率とか「結果がすべて」といった発想にこだわることは短慮な気がする。

とりあえずひととおりの選択肢をチェックすることによって払拭される不安感や迷い、現在はペンディング状態であっても相応の手をあらかじめ打っておくことでもたらされる自信、できないことはできないなりにそのことを明確化し関係者が確認しあっておくことで生ずる現実感、予想外の選択肢が浮かび出てくることもあるのだから今は手づまりに思えても放棄する必要はないといった発想に基づく楽天性——こうしたものがもたらす、目には見えないし因果関係をうまく説明することも困難だがときには意外な展開につながる影響力を、わたしは重視せずにはいられない。

それが無効に終わることは多いだろう。あるいは「人事を尽くして天命を待つ」ですか、と揶揄《やゆ》されかねない。が、援助者がこのような潜在的な影響力を一度でも実感したことがあるなら、その経験は以後の仕事において非常に重要な武器になると思う。

いきなり突飛な話を持ち出して恐縮だが、たとえば学校で試験を受けたときのことを思い出していただきたい。出題範囲を半分だけくわしく勉強してくるのと、浅くではあってもとにかく全範囲をチェックしてきたのとでは、どちらが成績が良かっただろうか。教科書に書いてあったことをそのまま記述するような設問ならともかく、知識よりも自力で考えることに重点の置かれた設問の場合、「頭を絞れば、なんとか答が出てくるだろう」といった気持ちをもてるか否かで、解答を書けるだけの精神力が発揮できるかどうかが決まってくる。半分しか出題範囲をこなしていないと、すぐに「ひょっとしたらこの設問は、自分が勉強してこなかった範囲から出されているのではないか?」といった疑惑に駆られやすく、そのために踏ん張りがきかない。が、とりあえず全範囲に目を通してきた場合には、「あとは自力で解答をひねり出すしかない」と腹を据えやすい。

安心感とか自信といったものは、予想以上の実力を引き出したり好結果をもたらしたりするものである。

おそらく「人事を尽くして天命を待つ」といった慣用句にも、じつはそのような意味合いも込められているのではないだろうか。意外な展開をもたらしかねない潜在的な影響力の生まれる余地がある、といった点において。

◉心の余裕という鍵——ふたたび「好奇心」について

こういったことをテーマに語っていくと、いつしか話は神秘的というか超自然的なトーンを帯びてきかねない。陳腐で迷信めいた話となりかねない。しかしそれでもなお、じっと待つことのできるだけの精神的なタフさをもてるか否かは、まぎれもなく事態の展開を左右する。

結論だけを言ってしまえば、援助者が心の余裕をもてるかどうかがじつに重要な鍵であり、そのためには「とにかくひととおりのことはおこなった。自分の気持ちに正直なかたちで、考え得る選択肢はすべて検討した。ないものねだりをしても仕方がない、あとは待機するしかないだろう」といった思いに至れるかどうかが肝要となる。

ケース宅を訪問してドアを開けてもらえなかったとき、入り口で拒絶されてしまったのだからこれはまったくの失敗だと評価するのもひとつの視点である。しかし、ドアは開けてもらえなかったが、ドア越しに相手と向き合ったというエピソード自体がじつは閉塞し膠着した状況に風穴をもたらす（あるいは影響力として作用する）かもしれないと考えることも可能だろう。もちろん風穴が開いても、すぐになんらかの展開が訪れるとは限らないが。そして失敗だったと肩を落とすか、それはそれで風穴となったかもしれないと思うか――そのあたりが我々の心のゆとりに関与してくる。

理屈としては完全に煮詰まった状態に映っても、意外な成り行きや望外の展開が生ずる場合がある。どうしてそうなったのか、そのあたりを公式として一般化することは困難だが、我々がおずおずとした姿勢でいるうちはろくな首尾をもたらさないことだけは確かである。同じ問題に取り組んでも、なんとかなってしまう人と袋小路に入ってしまう人がいる。前者が幸運な人であるとか、後者は愚かな人であるといった話ではあるまい。差異がどこにあるかといえば、さきほどから述べているようにおそらく精神の余裕の有無にかかわってくるであろう。

我々の仕事を支えるもののひとつとして好奇心が重要だと第Ⅰ章で述べたのも、それが充実感とか心の余裕といったものに関与してくるからにほかならない。使命感だけで働いていても、それではちっとも楽しくないし「ゆとり」ももてないし、するとケースの展開も何かせせこましくなっていってしまう。そんな実感こそが、現在のところ、わたしが働いてきたうえで得ることのできた貴重な結論なのである。

解答篇（第I章四二・四三頁参照）

（a）……確かに火事の心配は老人を入院させるか施設に入れるかの決め手となることが多い（第III章一八五頁参照）。ただし住み慣れた環境から移すことが、一時的にせよ、なお本人を混乱に陥れる危険は大きい。もっともだからといって本人が自宅で不安なく過ごしているとは限らない。処遇の判断の苦悩に関しては、第IV章一九八頁以降を参照のこと。

それにしても生活状況を確認したうえでまず何をすべきか？　筆者ならばとにかく火災報知機を大急ぎで導入し、またなるべく火を使わずに済むように給食サービスの手配をし、お湯はポットを使ってもらうべく根気よく老人へ教え込むだろう。場合によっては、食事とお茶を確保したうえでガス栓は止めてしまうかもしれない。併行して親族を探し、また一日に何度か保健婦の誰かが必ず訪問するようにする。そうした熱意にともなって、近所の誰かが協力を申し出てくれる可能性は高い。そしてサポート体制によって老人の様子がどのように変わるかを観察たうえで、今後の処遇について検討していくべきだろう。

（b）……実際に筆者が経験したケースである。ピック病と呼ばれる初老期痴呆であり、頻度は低いが何年かに一度は遭遇する。発症の平均年齢は五〇歳。このような反社会的な人格変化で気づかれることが多い。受診は必須である。

(c)……もしかすると未治療の古い分裂病かもしれない。そこに人格障害とか脳の老化が重畳している可能性もある。虐待の可能性も否定できまい。また虐待といった異常な行動の背景には、Cさんの言動に対する妻の苛立ちがもたらす悪循環の可能性が指摘できるかもしれない（第II章六四頁参照）。が、現実問題として妻へのアプローチは困難だろう。といってCさんを救い出すかたちで入院等を考えたとしても、妻がそれに強く反対する可能性がある。ただしヘルパーを入れることができたくらいなのだから、なんらかの展開の余地はあると考えるべきだろう。

法律レベルでの介入は困難なのが実情である。近親者を見つけだすことができたなら、そこからアプローチへの手掛かりを得られる可能性はある。そしてけっきょくのところ、何も手を出せぬまま釈然としない気持ちを抱えて見守るよりほかにない場合とてあり得る。ただしそれはギブアップとは異なる。それは「きっかけ」さえあれば状況を再評価して行動に移すための待機時間と捉えるべきだろう。焦っても仕方がない。漫然と手をこまねいている時間と、準備を整えて待ち受けている時間とでは、どちらも空白のように見えても意味はまるで異なるのである。

(d)……分裂病の疑われるケース。精神障害であることと「気味が悪い」「子供に危害を加える恐れあり」とを短絡させてしまうのは一般住民としては無理からぬところである。Dさんに対する直接的なアプローチとともに、住民へしかるべき説明や啓蒙を試みて動揺を鎮めることが必須となる。もちろん保健所側の前向きな姿勢も見せなければ、住民は承知しないだろう。第IV章二〇三頁以降を参照のこと。

(e)……このケースも妻の分裂病が疑われる。ただし妻以外については、家族が妻の影響を受けて全員が精神病状態を呈している(感応精神病)可能性が高い。いわば一家が妻を教祖としたカルト教団と化しているようなものである。問題行動を妻が起こしたときに警察に彼女を保護してもらい、精神保健法二四条に従って精神鑑定を受けさせ妻を入院させることで、他の家族がしだいに正気を取り戻す可能性は高い。

(f)……Fさんが事実上の独り暮らしであるとしたら、買い物や生活上の諸手続きの関係から、Fさんが心を許している人物が誰かいるはずである。そうした人物を見つけ出して本人へアプローチを図ることもひとつの方法だろうし、保健婦が何度もこまめに通うことでしだいに警戒心を解いてくる可能性もあるだろう。息子に対しては、置き手紙などの手段で連絡をつけるしかないかもしれない。町内有志を集めて公聴会に近いものを開くことも案外と展開をもたらすものである(第Ⅳ章二〇五～二〇八頁参照)。考えつく手段を同時並行で進めていくべきであろう。

精神保健福祉センターに在籍していたころ、「対応困難ケース相談班」——通称「困難班」というものを自分で勝手に立ち上げていた。平成五〜七年のころであった。困難班のメンバーは創設者のわたし一人のみ。当時の上司であった伊勢田先生が理解を示してくれ、また他に数名の協力的な職員が手伝ってくれただけで、ほとんどわたしの趣味に近い活動と周囲からは思われていた。職員のうちには「余計なことをしやがって」と露骨に反感を示したり、「あんな活動は人権侵害だ」などと偉そうなことを言う者もいたが、おおむねそういった人たちは典型的な小役人根性の怠け者で、すぐに「様子を見ましょう」とか「これは管轄外です」などとのたまう税金泥棒でしかなかった。いま思い起こしても、あの志の低い連中にはむかつく。

で、その「困難班」の仕事内容であるが、地域で精神障害者とおぼしき人がいろいろトラブルを重ね、あるいは近隣が心配したり当惑しているケースが少なからずあり、通常は保健所へ問題が持ち込まれるものの、保健婦が熱心に訪問したりアプローチを試みても埒《らち》の明かないことが多い。そこで保健婦は精神保健福祉センターへ相談を寄せてくる。そういったシチュエーションにおいて、医師が実際に出かけて行って見立てをしたり根回しを図らなければ展開の望めない事例がかなりの比率を占めているのである。ぜひとも入院が必要な患者がいたとして、しかし措置入院には該当しがたいとなれば、どこかの精神病院へ話をつけて、せめて「連れていったら即入院可能」といったところまで準備を整えなければならない。

だがそうした場合に、医師が実際に患者と会ったうえで意見書や診断書を添えて根回しをするか否かで、事態が円滑に運ぶかどうかはまるで異なってくる。

また入院といった形式をとらないにせよ、様子を見てよいものなのか、そうだとしたらどのような留意点があるのか、そういったことを関係者や近隣住民へ明らかにしなければ周囲の動揺や不安が患者自身の病的状態と悪循環を呈しかねない。医者を上手に使いこなすことで、格段に問題解決へ近づけることはかなり多いのである。

そんな経緯《いきさつ》から、保健婦や地域と連携をとりつつ実際に出かけていくことを前提とした訪問チーム（現実にはわたし独りだけのことも少なくなかったが……）の存在の必要性を痛感したという次第なのであった。ときにはこういった活動が医師至上主義的なヒエラルキーに基づいていると勝手に誤解し、むやみと敵対意識を示す保健婦にも出会ったが、そのような陳腐な先入観に支配されたような人にはもっと他にふさわしい職業があるのではないかと同情心をかきたてられたものである。

平成五年度の「困難班」の統計を調べてみると、自宅を訪問した相手は四四名（うち男性が二一名）、平均年齢は三四歳（一六〜八〇歳）であった。実際に会うことができたのは半数弱の一九名である。疾患別では分裂病圏が二二名で最多、次いで思春期問題が一三名、双方でケースの大部分を占めていた。なお、昨今においては「ひきこもり」として一括されるケースは、分裂病圏ないしは思春期問題、人格障害の三つにまたがって分類されている。

最初に相談を寄せてきた人々について見ると、保健婦が最多で一八件、福祉関係者が五件であった。

親や配偶者、同胞から直接相談が寄せられたものが一七件あって、これらはいったん保健所へ連絡をとってから活動を開始している。

結果としては四四名のうち医療へつなげられた（入院をさせたものを含む）ケースが一四件、直接に医療へはつなげられなかったが家族療法的なアプローチが成立したり諸機関と連絡をとり合ってとりあえず目処が立ったものが一二件、膠着状態となってしまったけれど少なくとも経過観察でかまわないとの判断がついたものが一二件といったところで、失敗ないし中断となってしまったものは四件にとどまっている。わたし個人としては、そう悪い成績ではないと思っている。

断固入院が必要と判断したケースについては、さきほども述べたようにあらかじめ病院へ連絡をつけ、本人を病院まで搬送する段階においては、まずわたしが本人へ説得をおこない、家族がいれば車を用意してもらってそれに乗せて運ぶといったかたちをとっていた。家族がいなければ福祉事務所に車を都合してもらったり、考え得る限りのあらゆる手段を講じ、また一時間半以上説得をしても本人が拒否をする場合には無理に車へ押し込んだこともある。注射によって鎮静させたり眠らせるといった手段は一切使っておらず、当方が殴られたりケガをした経験は一度もない。

おそらく本人の家まで訪ねていって、ときには力づくで病院へ連れていくことがあったといった部分が、ある種の「正義派」や「人権派」には拒絶反応を起こさせるであろうことはわかっていた。しかしわたしは搬送ケースの全例において説得を試み、病院まで同行している。入院が必要なことはわたし自身の責任において判断し、それを関係者にきっちりと話したうえで行動を起こしている。人権侵害だとか拉致などと非難することは簡単だろうが、わたしにはベストの選択肢と思われるからこそあえて無理にでも入院まで自分で手を下すのであり、相応に腹を括っての行動だったのである。

無理に本人を車へ押し込むことで、後々にそれが恨みやトラウマとなるといった考え方は案外成立しないようである。まことに不思議なことに、車へ乗るまでは怒鳴ったり嫌がっていた人でも、いざ車が走り出すと妙に落ち着いてしまう。それは「もはやこれまで」と諦め覚悟をしたというよりも、何やら「せいせいした」といった雰囲気に近いのである。車の中で暴れたケースはなかった。そういった話をして自己正当化を図っていると思われたら心外なのだけれど、おそらくかれらは病識こそなくても病感に近いものはもっていたのではないか。頭の隅では、このままじゃまずいと考えていたのではないか。だから事態がある程度のところまで勝手に進んでいってしまうと、かえってほっとする部分があったのではないか。少なくとも二項対立で終始するような単純な図式が当てはまるほど底の浅いプロセスなどないというのが、精神医療にまつわる現実なのである。

わたしが精神保健福祉センターを離れたあと、「困難班」は自然消滅に近いかたちとなったようである。危険な目に遇ったり非難されたりしながら地道に活動を続けていくには、自らそのことが必要だと痛感する人物が役目を担わなければなるまい。わざわざそんなことをしなくとも、ちゃんと給料はもらえるのであるから。それに、同じ医者でも研究や論文書きにしか興味のない輩もいれば、病棟で患者と一緒に過ごすことをこわがる者もいる。けっして患者と目を合わせようとしない医者もいる。訪問活動には不向きな精神科医は、ちっとも珍しくない。

「困難班」以外に、本文でも述べたように「老人班」の仕事を手がけた際に得た知識や経験が、本書を著すうえでのベースとなっている。もちろん他の医療関係者や現場の人たちから教えてもらったことも含まれているし、さまざまな書物や文献を参考にもさせてもらっている。引用も含め出典のはっきりしているものは本文中に明示してあるが、わたしがもっとも心配しているのは、あたかも自分で考え出したり自分の言葉で語っていたつもりのことが、じつは別にオリジナルがあってしかしそのことに自分が気づいていない場合についてである。早い話が、自分で考えたり感じたことと他から得た知識とが混同されて、無意識のうちに事実上の無断引用でもしていたら大変だということである。受け売りで語っていたことが、いつの間にか自分の頭から絞り出されたように思い込んでいるとしたらこれは罪が深い。今まで読んだ文献がすべて手もとに残っていれば調べもつこうが、実際にはそうもいかない。心配である。もし結果的にアンフェアなことをしている箇所に気がつかれた読者がいたら、ぜひ御一報いただきたい。わたしなりにきちんと対応させていただくつもりである。

◆　◆

精神保健福祉センターで活動をしていたとき、奇妙な事実に首をひねったことがあった。とくに独り暮らしのお婆さん（痴呆のケースもあれば、ほぼ正常の範疇にとどまるケースまでいろいろ）と話をしていると、「天井裏に何者かが隠れている」といった突飛な内容が語られることが、稀ならずあったのである。そのことを知ってからは、ある程度意識して聞き出すようになったので通常の会話よりも確認される頻度が高まっていたと思われるが、とにかく天井裏に誰かが潜んでいると信じている老人が結構いるらしい。さすがにマンション住まいでは聞かなかったけれど、木造モルタル二階建てのアパートの一階、すなわちものすごく天井裏が狭くて人なんかとうてい隠れられそうになくとも、同じ訴えが聞かれるのである。

普通だったら、天井裏に誰かがいるなんて不気味で仕方がなかろう。警察に知らせるのが常識である。ところがお婆さんたちはこわいとか気持ちが悪いといった表現をしない。「迷惑だ」「困ったもんです」と、半分は天井裏の住人を許容しているかのような口ぶりなのである。

天井裏の人物は、お婆さんの隙を突いて部屋へ侵入してくる。彼女へ直接危害を加えるわけではない。姿を目撃されることもない。が、いかなる目的なのか古いアルバムの写真をかすめ取ったり、箪笥の中に重ねてある衣服の上下を入れ換えてみたり、新聞のテレビ欄の頁だけを盗んでいったりする。彼女たちは天井裏の人間の悪戯ぶりに少しばかり困るだけで、むしろ共存ぶりを楽しんでいる気配すらある。あえて言うなら、座敷童《ざしきわらし》に近いものとして捉えているようなのである。

不思議なこともあるものだと思っていたら、米国の精神科医エドワード・E・ローワンが「幻の同居人」という言葉を提唱していることを、三好功峰や永野修らの論文によって知った（「奇妙な妄想 phantom boarders に基づく行動異常」／『老年精神医学』第三巻一号、一九八六年）。この幻の同居人とは、自分の家の屋根裏や地下室、納屋など普段あまり立ち入らない空間に見知らぬ人物がいつの間にか棲みつき、居間から金銭的には価値の低い物を盗んだり悪戯をしたり、騒ぎ声を立てたりするといった妄想を指す。屋根裏・地下室・納屋といったものが、本邦では天井裏となっている。

海を越えて共通する普遍的なイメージのありようにわたしは関心をそそられ、またなぜ床下や縁の下ではなく天井裏なのかといったことも気になった。けっきょくそのことに関連してあれこれと調べ、挙げ句に一冊の本を上梓したことがある。たまたま雑誌『精神看護』に書いた記事に目を留めてくれた医学書院の白石正明さんが、その幻の同居人を軸にした拙著をも読んでくれ、さらにわたしが精神保健福祉センターで行ってきた活動にも興味を寄せてくれことが、本書が生まれるきっかけとなったのであった。

この本が完成するまでには、じつにさまざまな人たち（そのなかにはもちろん患者さんたちも含まれる）に間接的ないし直接にお世話になっている。いちいち名前を挙げることは困難なので、代表としてさきほどの白石さんの名をここに記して深謝する次第である。そしてもちろん本書に最後までつきあってくださった読者諸氏にも「ありがとう」を申し上げたい。人生は意外性に満ちている、もしかするとそのうち読者とご一緒に現場で仕事をする機会とてあり得るかもしれないのである。そんなときには、ぜひ本書の感想を聞かせてください。

春日武彦

平成一三年七月七日

著者紹介

春日武彦（かすが・たけひこ）
1951年京都生まれ．日本医科大学卒業．医学博士．6年間産婦人科医として勤務したのち，障害児を産んだ母親のフォローを契機に精神科医となる．大学病院や単科精神病院，精神保健福祉センターなどを経て，都立松沢病院診療部長，都立墨東病院精神科部長を歴任．現在，成仁病院勤務．嫌いなものはゴルフ，カラオケ，宴会．趣味は商店街を妻と散歩すること．
▶今後の抱負…「引退したら博物館の売店に勤めて，絵葉書や恐竜の模型に囲まれて暮らしたい」
▶主な著書…『顔面考』河出文庫，『無意味なものと不気味なもの』文藝春秋，『僕たちは池を食べた』河出書房新社，『天才だもの。』青土社，『待つ力』扶桑社新書，『鬱屈精神科医、占いにすがる』『鬱屈精神科医、お祓いを試みる』大田出版，『私家版 精神医学事典』河出書房新社などのほか，小社より『援助者必携 はじめての精神科 第3版』『「治らない」時代の医療者心得帳』『臨床の詩学』を刊行．

シリーズ ケアをひらく

病んだ家族、散乱した室内——援助者にとっての不全感と困惑について

発行　2001 年 9 月 1 日　第 1 版第 1 刷©
　　　2021 年 4 月 1 日　第 1 版第 13 刷

著者　春日武彦

発行者　株式会社　医学書院
　　　代表取締役　金原　俊
　　　〒113-8719　東京都文京区本郷 1-28-23
　　　電話 03-3817-5600（社内案内）

印刷・製本　三美印刷

ISBN 978-4-260-33154-8

本シリーズでは、「科学性」「専門性」「主体性」といったことばだけでは語りきれない地点から《ケア》の世界を探ります。

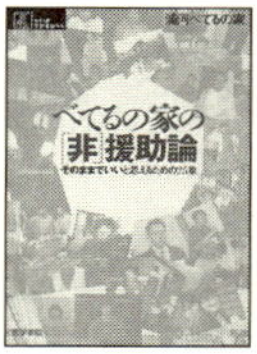

べてるの家の「非」援助論：そのままでいいと思えるための25章●浦河べてるの家●2000円●それで順調！———「幻覚＆妄想大会」「偏見・差別歓迎集会」という珍妙なイベント。「諦めが肝心」「安心してサボれる会社づくり」という脱力系キャッチフレーズ群。それでいて年商1億円、年間見学者2000人。医療福祉領域を超えて圧倒的な注目を浴びる〈べてるの家〉の、右肩下がりの援助論！

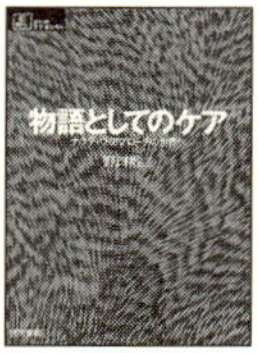

物語としてのケア：ナラティヴ・アプローチの世界へ●野口裕二●2200円●「ナラティヴ」の時代へ———「語り」「物語」を意味するナラティヴ。人文科学領域で衝撃を与えつづけているこの言葉は、ついに臨床の風景さえ一変させた。「精神論 vs. 技術論」「主観主義 vs. 客観主義」「ケア vs. キュア」という二項対立の呪縛を超えて、臨床の物語論的転回はどこまで行くのか。

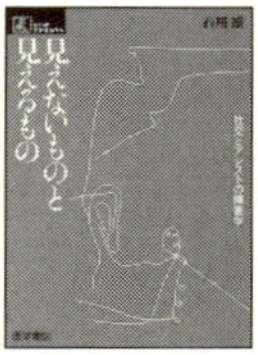

見えないものと見えるもの：社交とアシストの障害学●石川准●2000円●だから障害学はおもしろい———自由と配慮がなければ生きられない。社交とアシストがなければつながらない。社会学者にしてプログラマ、全知にして全盲、強気にして気弱、感情的な合理主義者……〝いつも二つある〟著者が冷静と情熱のあいだで書き下ろした、つながるための障害学。

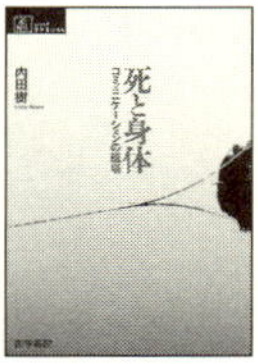

死と身体：コミュニケーションの磁場●内田 樹●2000円●人間は、死んだ者とも語り合うことができる———〈ことば〉の通じない世界にある「死」と「身体」こそが、人をコミュニケーションへと駆り立てる。なんという腑に落ちる逆説！「誰もが感じていて、誰も言わなかったことを、誰にでもわかるように語る」著者の、教科書には絶対に出ていないコミュニケーション論。読んだ後、猫にもあいさつしたくなります。

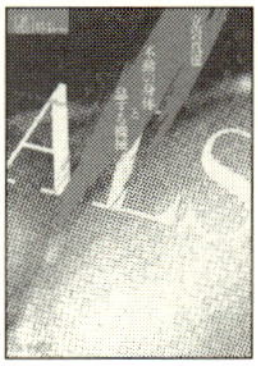

ALS 不動の身体と息する機械●立岩真也●2800円●それでも生きたほうがよい、となぜ言えるのか———ALS当事者の語りを渉猟し、「生きろと言えない生命倫理」の浅薄さを徹底的に暴き出す。人工呼吸器と人がいれば生きることができると言う本。「質のわるい生」に代わるべきは「質のよい生」であって「美しい死」ではない、という当たり前のことに気づく本。

③

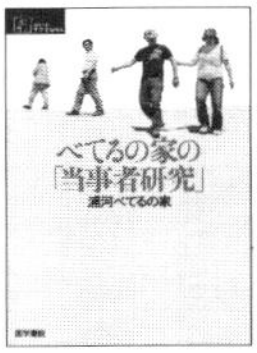

べてるの家の「当事者研究」●浦河べてるの家●2000円●研究？ ワクワクするなあ―――べてるの家で「研究」がはじまった。心の中を見つめたり、反省したり……なんてやつじゃない。どうにもならない自分を、他人事のように考えてみる。仲間と一緒に笑いながら眺めてみる。やればやるほど元気になってくる、不思議な研究。合い言葉は「自分自身で、共に」。そして「無反省でいこう！」

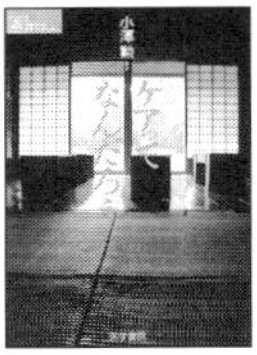

ケアってなんだろう●小澤勲編著●2000円●「技術としてのやさしさ」を探る七人との対話―――「ケアの境界」にいる専門家、作家、若手研究者らが、精神科医・小澤勲氏に「ケアってなんだ？」と迫り聴く。「ほんのいっときでも憩える椅子を差し出す」のがケアだと言い切れる人の《強さとやさしさ》はどこから来るのか―――。感情労働が知的労働に変換されるスリリングな一瞬！

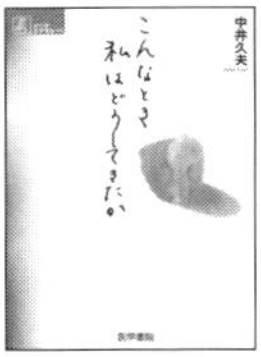

こんなとき私はどうしてきたか●中井久夫●2000円●「希望を失わない」とはどういうことか―――はじめて患者さんと出会ったとき、暴力をふるわれそうになったとき、退院が近づいてきたとき、私はどんな言葉をかけ、どう振る舞ってきたか。当代きっての臨床家であり達意の文章家として知られる著者渾身の一冊。ここまで具体的で美しいアドバイスが、かつてあっただろうか。

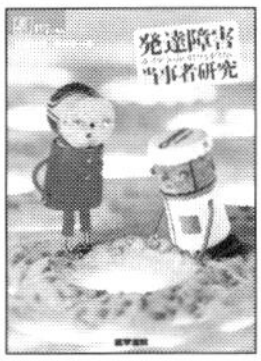

発達障害当事者研究：ゆっくりていねいにつながりたい●綾屋紗月＋熊谷晋一郎●2000円●あふれる刺激、ほどける私―――なぜ空腹がわからないのか、なぜ看板が話しかけてくるのか。外部からは「感覚過敏」「こだわりが強い」としか見えない発達障害の世界を、アスペルガー症候群当事者が、脳性まひの共著者と探る。「過剰」の苦しみは身体に来ることを発見した画期的研究！

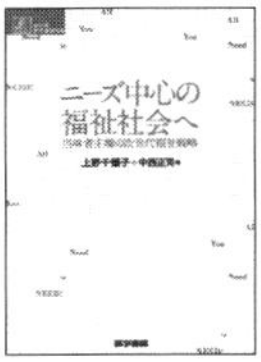

ニーズ中心の福祉社会へ：当事者主権の次世代福祉戦略●上野千鶴子＋中西正司編●2200円●社会改革のためのデザイン！ ビジョン!! アクション!!!―――「こうあってほしい」という構想力をもったとき、人はニーズを知り、当事者になる。「当事者ニーズ」をキーワードに、研究者とアクティビストたちが「ニーズ中心の福祉社会」への具体的シナリオを提示する。

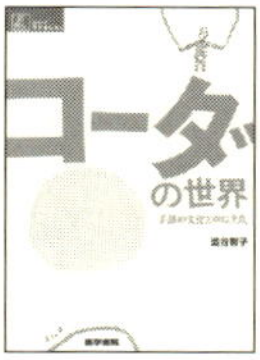

コーダの世界：手話の文化と声の文化●澁谷智子●2000円●生まれながらのバイリンガル?―――コーダとは聞こえない親をもつ聞こえる子どもたち。「ろう文化」と「聴文化」のハイブリッドである彼らの日常は驚きに満ちている。親が振り向いてから泣く赤ちゃん？ じっと見つめすぎて誤解される若い女性？ 手話が「言語」であり「文化」であると心から納得できる刮目のコミュニケーション論。

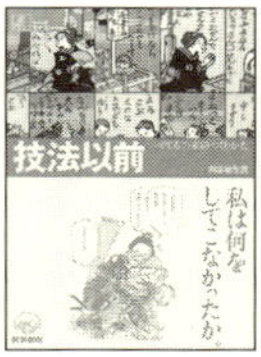

技法以前：べてるの家のつくりかた●向谷地生良●2000円●私は何をしてこなかったか―――「幻覚&妄想大会」をはじめとする掟破りのイベントはどんな思考回路から生まれたのか？ べてるの家のような〝場〟をつくるには、専門家はどう振る舞えばよいのか？ 「当事者の時代」に専門家にできることを明らかにした、かつてない実践的「非」援助論。べてるの家スタッフ用「虎の巻」、大公開！

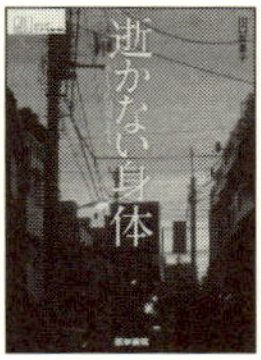

逝かない身体：ALS的日常を生きる●川口有美子●2000円●即物的に、植物的に――言葉と動きを封じられたALS患者の意思は、身体から探るしかない。ロックトイン・シンドロームを経て亡くなった著者の母を支えたのは、「同情より人工呼吸器」「傾聴より身体の微調整」という究極の身体ケアだった。重力に抗して生き続けた母の「植物的な生」を身体ごと肯定した圧倒的記録。

第41回大宅壮一ノンフィクション賞受賞作

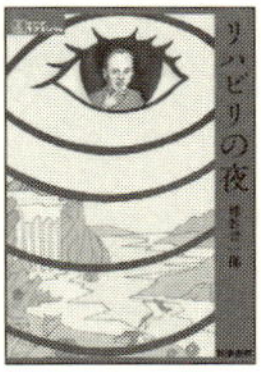

リハビリの夜●熊谷晋一郎●2000円●痛いのは困る――現役の小児科医にして脳性まひ当事者である著者は、《他者》や《モノ》との身体接触をたよりに、「官能的」にみずからの運動をつくりあげてきた。少年期のリハビリキャンプにおける過酷で耽美な体験、初めて電動車いすに乗ったときの時間と空間が立ち上がるめくるめく感覚などを、全身全霊で語り尽くした驚愕の書。

第9回新潮ドキュメント賞受賞作

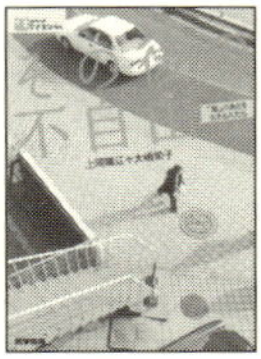

その後の不自由●上岡陽江+大嶋栄子●2000円●〝ちょっと寂しい〟がちょうどいい――トラウマティックな事件があった後も、専門家がやって来て去っていった後も、当事者たちの生は続く。しかし彼らはなぜ「日常」そのものにつまずいてしまうのか。なぜ援助者を振り回してしまうのか。そんな「不思議な人たち」の生態を、薬物依存の当事者が身を削って書き記した当事者研究の最前線！

第2回日本医学ジャーナリスト協会賞受賞作

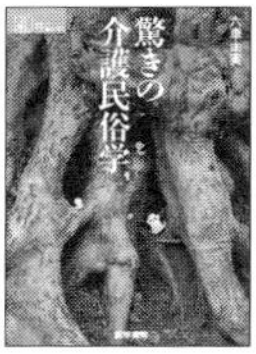

驚きの介護民俗学●六車由実●2000円●語りの森へ――気鋭の民俗学者は、あるとき大学をやめ、老人ホームで働きはじめる。そこで流しのバイオリン弾き、蚕の鑑別嬢、郵便局の電話交換手ら、「忘れられた日本人」たちの語りに身を委ねていると、やがて新しい世界が開けてきた……。「事実を聞く」という行為がなぜ人を力づけるのか。聞き書きの圧倒的な可能性を活写し、高齢者ケアを革新する。

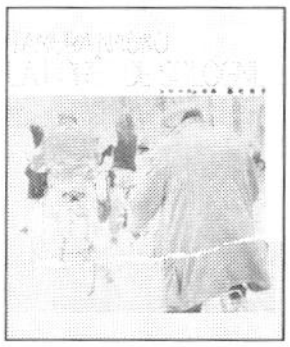

ソローニュの森●田村尚子●2600円●ケアの感触、曖昧な日常――思想家ガタリが終生関ったことで知られるラ・ボルド精神病院。一人の日本人女性の震える眼が掬い取ったのは、「フランスのべてるの家」ともいうべき、患者とスタッフの間を流れる緩やかな時間だった。ルポやドキュメンタリーとは一線を画した、ページをめくるたびに深呼吸ができる写真とエッセイ。B5変型版。

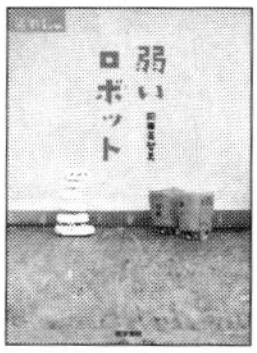

弱いロボット●岡田美智男●2000円●とりあえずの一歩を支えるために――挨拶をしたり、おしゃべりをしたり、散歩をしたり。そんな「なにげない行為」ができるロボットは作れるか？　この難題に著者は、ちょっと無責任で他力本願なロボットを提案する。日常生活動作を規定している「賭けと受け」の関係を明るみに出し、ケアをすることの意味を深いところで肯定してくれる異色作！

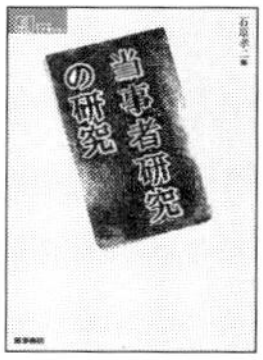

当事者研究の研究●石原孝二編●2000円●で、当事者研究って何だ?――専門職・研究者の間でも一般名称として使われるようになってきた当事者研究。それは、客観性を装った「科学研究」とも違うし、切々たる「自分語り」とも違うし、勇ましい「運動」とも違う。本書は哲学や教育学、あるいは科学論と交差させながら、“自分の問題を他人事のように扱う”当事者研究の圧倒的な感染力の秘密を探る。

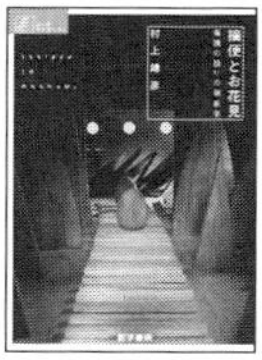

摘便とお花見：看護の語りの現象学●村上靖彦●2000円●とるにたらない日常を、看護師はなぜ目に焼き付けようとするのか――看護という「人間の可能性の限界」を拡張する営みに吸い寄せられた気鋭の現象学者は、共感あふれるインタビューと冷徹な分析によって、その不思議な時間構造をあぶり出した。巻末には圧倒的なインタビュー論を付す。看護行為の言語化に資する驚愕の一冊。

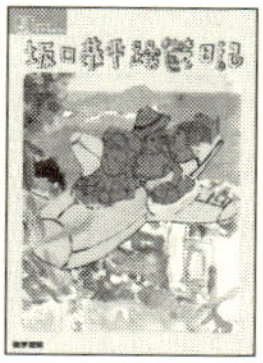

坂口恭平躁鬱日記●坂口恭平●1800円●僕は治ることを諦めて、「坂口恭平」を操縦することにした。家族とともに。──マスコミを席巻するきらびやかな才能の奔出は、「躁」のなせる業でもある。「鬱」期には強固な自殺願望に苛まれ外出もおぼつかない。この病に悩まされてきた著者は、あるとき「治療から操縦へ」という方針に転換した。その成果やいかに！ 涙と笑いと感動の当事者研究。

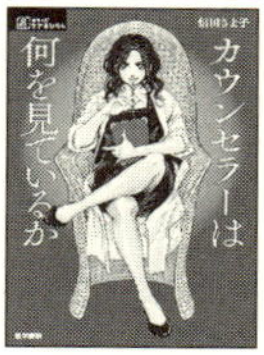

カウンセラーは何を見ているか●信田さよ子●2000円●傾聴？ ふっ。──「聞く力」はもちろん大切。しかしプロなら、あたかも素人のように好奇心を全開にして、相手を見る。そうでなければ〈強制〉と〈自己選択〉を両立させることはできない。若き日の精神科病院体験を経て、開業カウンセラーの第一人者になった著者が、「見て、聞いて、引き受けて、踏み込む」ノウハウを一挙公開！

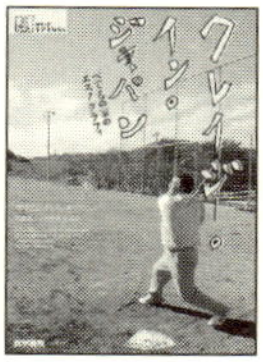

クレイジー・イン・ジャパン：べてるの家のエスノグラフィ●中村かれん●2200円●日本の端の、世界の真ん中。──インドネシアで生まれ、オーストラリアで育ち、イェール大学で教える医療人類学者が、べてるの家に辿り着いた。7か月以上にも及ぶ住み込み。10年近くにわたって断続的に行われたフィールドワーク。べてるの「感動」と「変貌」を、かつてない文脈で発見した傑作エスノグラフィ。付録DVD「Bethel」は必見の名作！

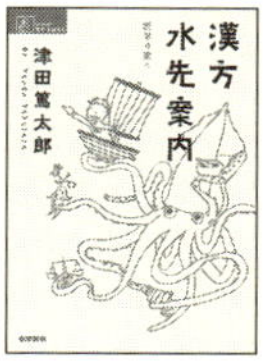

漢方水先案内：医学の東へ●津田篤太郎●2000円●漢方ならなんとかなるんじゃないか？── 原因がはっきりせず成果もあがらない「ベタなぎ漂流」に追い込まれたらどうするか。病気に対抗する生体のパターンは決まっているならば、「生体をアシスト」という方法があるじゃないか！ 万策尽きた最先端の臨床医がたどり着いたのは、キュアとケアの合流地点だった。それが漢方。

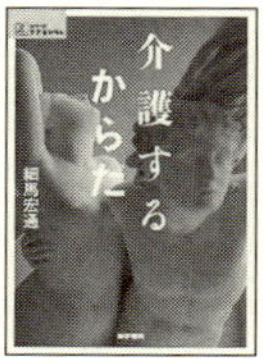

介護するからだ●細馬宏通●2000円●あの人はなぜ「できる」のか？── 目利きで知られる人間行動学者が、ベテランワーカーの神対応をビデオで分析してみると……、そこには言語以前に〝かしこい身体〟があった！ ケアの現場が、ありえないほど複雑な相互作用の場であることが分かる「驚き」と「発見」の書。マニュアルがなぜ現場で役に立たないのか、そしてどうすればうまく行くのかがよーく分かります。

第 16 回小林秀雄賞
受賞作
紀伊國屋じんぶん大賞
2018 受賞作

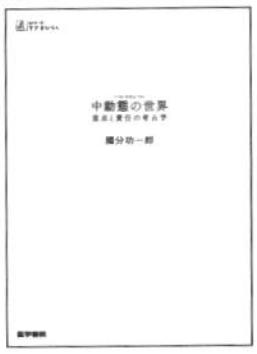

中動態の世界：意志と責任の考古学●國分功一郎●2000 円●「する」と「される」の外側へ――強制はないが自発的でもなく、自発的ではないが同意している。こうした事態はなぜ言葉にしにくいのか？ なぜそれが「曖昧」にしか感じられないのか？ 語る言葉がないからか？ それ以前に、私たちの思考を条件付けている「文法」の問題なのか？ ケア論にかつてないパースペクティヴを切り開く画期的論考！

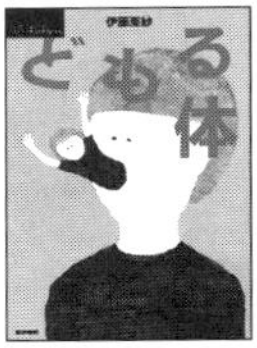

どもる体●伊藤亜紗●2000 円●しゃべれるほうが、変。――話そうとすると最初の言葉を繰り返してしまう（＝連発という名のバグ）。それを避けようとすると言葉自体が出なくなる（＝難発という名のフリーズ）。吃音とは、言葉が肉体に拒否されている状態だ。しかし、なぜ歌っているときにはどもらないのか？ 徹底した観察とインタビューで吃音という「謎」に迫った、誰も見たことのない身体論！

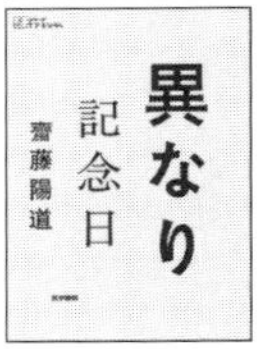

異なり記念日●齋藤陽道●2000 円●手と目で「看る」とはどういうことか――「聞こえる家族」に生まれたろう者の僕と、「ろう家族」に生まれたろう者の妻。ふたりの間に、聞こえる子どもがやってきた。身体と文化を異にする 3 人は、言葉の前にまなざしを交わし、慰めの前に手触りを送る。見る、聞く、話す、触れることの〈歓び〉とともに。ケアが発生する現場からの感動的な実況報告。

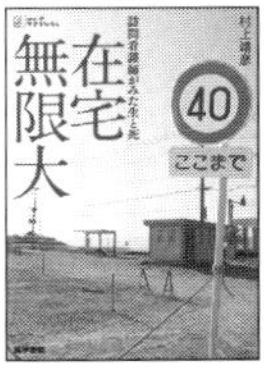

在宅無限大：訪問看護師がみた生と死●村上靖彦●2000 円●「普通に死ぬ」を再発明する――病院によって大きく変えられた「死」は、いま再びその姿を変えている。先端医療が組み込まれた「家」という未曾有の環境のなかで、訪問看護師たちが地道に「再発明」したものなのだ。著者は並外れた知的肺活量で、訪問看護師の語りを生け捕りにし、看護が本来持っているポテンシャルを言語化する。

第 19 回大佛次郎論壇賞
受賞作
紀伊國屋じんぶん大賞
2020 受賞作

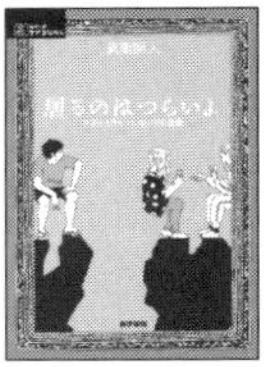

居るのはつらいよ：ケアとセラピーについての覚書●東畑開人●2000 円●「ただ居るだけ」vs.「それでいいのか」――京大出の心理学ハカセは悪戦苦闘の職探しの末、沖縄の精神科デイケア施設に職を得た。しかし勇躍飛び込んだそこは、あらゆる価値が反転する「ふしぎの国」だった。ケアとセラピーの価値について究極まで考え抜かれた、涙あり笑いあり出血（！）ありの大感動スペクタル学術書！

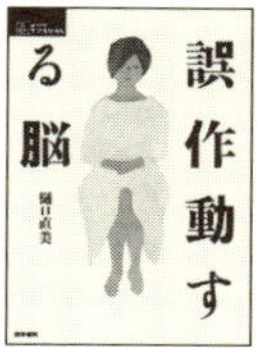

誤作動する脳●樋口直美● 2000 円●「時間という一本のロープにたくさんの写真がぶら下がっている。それをたぐり寄せて思い出をつかもうとしても、私にはそのロープがない」――ケアの拠り所となるのは、体験した世界を正確に表現したこうした言葉ではないだろうか。「レビー小体型認知症」と診断された女性が、幻視、幻臭、幻聴など五感の変調を抱えながら達成した圧倒的な当事者研究！

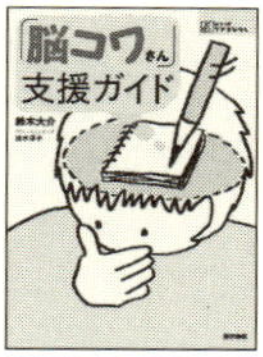

「脳コワさん」支援ガイド●鈴木大介●2000 円●脳がコワれたら、「困りごと」はみな同じ。――会話がうまくできない、雑踏が歩けない、突然キレる、すぐに疲れる……。病名や受傷経緯は違っていても結局みんな「脳の情報処理」で苦しんでいる。だから脳を「楽」にすることが日常を取り戻す第一歩だ。疾患を超えた「困りごと」に着目する当事者学が花開く、読んで納得の超実践的ガイド！

第 9 回日本医学ジャーナリスト協会賞受賞作

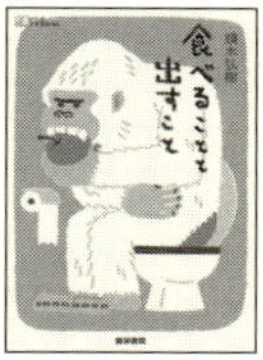

食べることと出すこと●頭木弘樹● 2000 円●食べて出せればOK だ！（けど、それが難しい……。）――潰瘍性大腸炎という難病に襲われた著者は、食事と排泄という「当たり前」が当たり前でなくなった。IVH でも癒やせない顎や舌の飢餓感とは？　便の海に茫然と立っているときに、看護師から雑巾を手渡されたときの気分は？　切実さの狭間に漂う不思議なユーモアが、何が「ケア」なのかを教えてくれる。

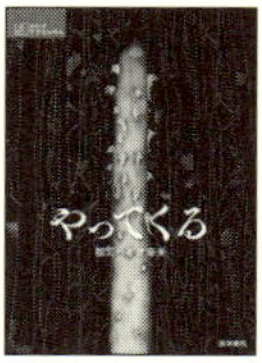

やってくる●郡司ペギオ幸夫● 2000 円●「日常」というアメイジング！――私たちの「現実」は、外部からやってくるものによってギリギリ実現されている。だから日々の生活は、何かを為すためのスタート地点ではない。それこそが奇跡的な達成であり、体を張って実現すべきものなんだ！　ケアという「小さき行為」の奥底に眠る過激な思想を、素手で取り出してみせる圧倒的な知性。